Life after Cancer 암 이후의 삶

이제 생존보다 어떻게 살 것인가를 고민하라!

암 이후의 삶

이준남 지음

암 진단을 받은 사람, 치료를 받거나 치료를 기다리거나
치료를 마친 모든 단계의 암 생존자에게,
그리고 암에 대한 잠재적 두려움을 지닌 모든 현대인들에게
격려와 희망을 주는 실천적 안내서가 되기를 기대하면서

| 차례 |

머리말 • 12
추천사 • 14

1장
암(癌), 앎이 새로운 시작이다

01 내 몸의 불편한 손님, 암이란 무엇일까 • 22
암은 어떻게 내 몸에 들어왔을까 | 암, 이렇게 대비하자 | 암 치료 시 주의사항

02 생존을 위한 안전장치, 감정 다스리기 • 28
인간을 이루는 이성과 감정 | 울고 싶을 때 울 수 있는 자유 | 보이지 않는 몸속의 온도계 | 나를 살리는 보디가드, 일차적 감정 | 마음과 머리의 합작품, 이차적 감정 | 건강을 위해 상상하라

2장
마음을 돌보면 몸이 깨끗해진다

01 마음과 몸의 의학 · 54
마음과 몸을 보는 여러 관점 | 마음이 없으면 몸도 있을 수 없다 | 암에 잘 걸리는 성격은 따로 있다? | 펩타이드가 마음을 움직인다 | 심신의학이 적용되는 여러 분야

02 용서하라, 내 병이 낫는다 · 74
진정한 힐링은 용서 | 용서는 나를 위한 선물이다 | 용서를 연구하는 사람들

03 자아를 찾는 긍정의 심리학 · 84
낙관주의를 선택하라 | 비관주의의 우울한 결과 | 무기력감을 극복하라

04 삶에 대한 애정을 회복하라 · 97
존재의 순간을 경험하라 | 어울려 살아야 건강하다

05 활력을 불러오는 신의 선물, 음악 · 113
감정을 안아주는 음악 | 사람의 몸은 하나의 악기다 | 소리의 파동이 가진 에너지

| 차례 |

3장
생활습관을 바꾸면 암과 이별할 수 있다

01 신의 축복, 잠의 품질을 높여라 · 134
좋은 수면이 필요해 | 잠만큼 좋은 보약은 없다 | 잠을 잘 자려면 어떻게 해야 할까

02 움직인 만큼 암과 멀어진다 · 147
신체활동만으로 피할 수 있는 암의 위협 | 삶의 질을 높이는 신체활동 | 신체활동이 암 치료에 미치는 영향

03 환경을 바꾸면 남은 삶이 달라진다 · 162
평균수명은 다시 줄어들 수도 있다 | 놀라운 환경의 영향

04 땅이 전해주는 건강의 기운, 바른 밥상 · 170
건강한 음식과 성인병의 비밀 | 정답은 하루 다섯 번 채소와 과일 | 혈당지수와 음식의 관계 | 암 치료와 예방에 좋은 식품

4장
암 진단 후, 어떻게 생활해야 할까?

01 치료 중 부작용이 생겼을 때 · 186
식욕부진이 왔을 때 | 입안이나 목이 아플 때 | 입맛이나 냄새가 변했을 때 | 입안이 마를 때 | 구역질이 날 때 | 토할 때 | 설사가 잦을 때 | 변비가 생겼을 때 | 체중이 증가할 때 | 치아가 손상됐을 때

02 끈기 있게 견디는 사람만이 살아남는다 · 196
인식의 패러다임을 바꿔라 | 암 환자의 자기관리 | 만성 돌봄 모델 선택하기 | 자기관리에 도움이 되는 방법들

03 영성 안에서 치유와 회복을 만나다 · 217
인간이 구별되는 특별한 이유, 영혼 | 영혼과 인생의 의미 | 알면서도 알지 못했던 치료접촉의 신비 | 종교가 우리를 자유케 하리니 | 영혼의 쉼을 위한 준비, 영성

부록 | '암 생존자 지원모임' 참석자 후기 · 236

| 머리말 |

암에 걸려도 당신의 삶은 계속된다

'암 생존자(survivor)'란 암으로 진단을 받은 사람, 항암치료를 기다리는 사람, 현재 항암치료를 받는 사람, 모든 항암치료를 끝낸 사람을 통틀어 이르는 말이다.

암 진단을 받은 사람들은 여러 단계에 걸쳐 감정 변화를 겪는다. 먼저 죽음에 대한 공포, 외로움과 같은 감정을 갖고, 이와 함께 "왜 하필이면 나에게?"란 부정과 원망의 단계를 거친다. 이런 감정기복을 겪고 나면 감정이 한 단계 성숙하면서 마침내 암과 싸워 이겨야겠다는 마음에 이른다.

암에 걸린 사실이 알려지면 갖가지 충고와 배려를 해주는 사람들도 만나게 된다. 모두 좋은 의미의 충고겠지만 항상 도움이 되지는 않는다. 때로는 암 생존자를 더 혼란스럽게 만들기도 한다. 이런 혼란을 없애고 더 유용하고 검증된 정보들을 나누기 위해서는 '암 생존자 지원모임'에 참여하는 것이 좋다.

암 생존자 지원모임은 보통 두 가지 유형이 있다. 첫째, 감정적인 교류와 함께 다양한 정보를 주고받으며 동병상련의 관계를 이어가는 모임과 둘째, 암과 암 투병에 필요한 정보를 알려주며 암 생존자의 처지를 강화하는 데 초점을 두는 모임이다. 각각 목표와 진행과정에 차이가 있기 때문에 어느 쪽이 더 낫다고 말할 수는 없다.

나는 지난 몇 년 동안 '100세인 클럽'을 통해 '12주 암 생존자 지원 프로그램'을 진행해 왔다. 이 모임에서 성공적인 암 관리를 위해 생존자들이 반드시 알아야 할 내용을 매주 90분씩 12주에 걸쳐 강의했다. 고맙게도, 참가자들 대부분은 프로그램이 끝난 뒤 모임에서 배운 원칙을 그대로 일상에 적용해 생활습관을 바꾸고 있다. 이 내용은 프로그램 참가 여부와 상관없이 수많은 암 생존자에게 도움이 될 것이며, 암에 걸리지 않았지만 암에 대한 잠재적 두려움이 있는 분들에게도 도움이 되리라 믿는다.

이 모든 분들을 위해 그동안 강의한 내용을 재구성해 한 권의 책으로 펴낸다. 많은 문헌들을 기초로 한 과학적인 지식정보와 함께, 인간에게는 몸과 마음 이외에 영혼도 있다는 전제로 믿음의 중요성에 대한 내용도 포함시켰다. 여기에 수십 년간의 임상경험과 수년간 연구·발전시켜온 자연치료의 노하우를 더해 암 생존자에게 실질적인 도움을 주는 내용으로 구성했다.

암은 더 이상 '죽음에 이르는 병'이 아니다. 치유에 오랜 시간이 필요한 '난치병'일 뿐이다. 길어지는 투병 기간에도 무사히 건강을 회복하기 위해서는 암에 대해서 뿐 아니라 자신의 몸과 마음에 대해서도 잘 이해하고 관리하는 기술을 배워야 한다. 관리의 성패는 곧 투병생활의 성패로 이어지기 때문이다.

'암 생존자 지원모임'에 지도목사로 수고해주신 박진원 목사님은 이 책을 위해 교정과 내용 면에서 큰 도움을 주셨다. 끝까지 헌신적으로 교정을 도와준 아내의 깊은 사랑에도 마음에서 우러난 감사를 전한다. 이 책에 다 싣지 못한 내용은 'www.100seinclub.com'을 참고하기 바란다.

이준남

| 추천사 |

기적적이고 감사한 삶을 살기 바라며

요즘 건강과 관련된 최대의 화두는 암이다. 인간의 수명이 길어지면서 암의 발생도 기하학적으로 증가해 현재 우리나라 남자의 1/3이 일생 중 한 번 암에 걸리고, 앞으로는 환경오염과 불량식품 등으로 두 명 중 한 명 꼴로 암 발생이 예상된다는 보고도 있다.

암은 우리 몸의 세포 내 핵산이 여러 요인으로 손상을 받아 생기는 돌연변이 세포가 분열을 하면서 발생하는 유전병이자 전신병(몸 전체에 영향을 미치는 병)이다. 암 치료가 실패하는 핵심인 전이 현상은 암세포가 원래 발생 부위에서 생존하기 어려운 경우에 생긴다. 면역세포들이 공격을 받으면 암세포들은 원래 발생 부위보다 더 좋은 환경으로 옮겨 새로운 진을 치게 되고 전이된 암은 본래 암종의 여러 모습과 성질을 따라 가게 된다. 그래서 암세포나 병변 자체만을 치료하던 기존 치료법은 성공하지 못했고, 이제는 면역치료를 포함한 암 주위 미세환경과 몸 전신을 조절하는 생물학적 치료와 연구가 강조된다.

면역치료는 우리의 자연 항암 기능을 자극해 변화시킨다. 우리 몸의 면역 체계와 암과의 작용을 호르몬, 항산화비타민, 사이토카인, 특정 자연 생약 등의 생물학적 반응 변형제를 사용해 암에 대한 저항력을 키우는 방법으로, 최근에는 미국 국립보건원을 비롯한 많은 암 센터가 한방치료를 보조치료법으로 사용하는 이러한 통합치료에 큰 관심을 보이며 임상연구를 하고 있다.

암은 어떻게 관리하느냐에 따라 생존뿐만 아니라 삶의 질까지 좌우한다. 〈암 이후의 삶〉에서는 이러한 암의 특성과 삶의 질을 높이는 방법을 구체적으로 알려준다. 먼저 주변에 암 투병 사실을 정확하게 알리고 살 수 있다는 믿음으로 나쁜 감정이 몸에 쌓이지 않도록 하면서 심신의학법을 적용하는 것이 좋다. 용서의 마음을 품고, 음악치료와 웃음치료도 적절히 사용하면서 주변의 환경을 정비해 질 좋은 잠을 자고, 오메가-3, 비타민 D3, 실리마린이 포함된 건강식을 섭취해야 한다.

우리 몸은 정교하게 창조되었다. 위의 노력들은 우리 몸의 깨진 균형을 되찾는 데 필수적이다. 말기 암으로 치료를 더 이상 할 수 없거나 포기한 환자 중에 상식이나 과학적으로 설명이 안 되는 기적적인 삶을 사는 환자들을 보면 항암치료 후 관리를 잘 하고 면역치료 등 여러 치료를 적절하게 해 암이 재발하지 않도록 한 경우가 많다.

서울대 의대 동기인 이준남 박사는 내과의사이자 자연치료의사로 여러 저서와 강좌를 통해 한국과 미국에서 많은 사람들에게 올바른 건강상식을 전하는 데 열정을 바치고 있다. 〈암 이후의 삶〉은 나 역시 이전부터 기대가 컸던 책이다. 아무쪼록 암 환자나 가족들이 이 책을 읽어 숙고하고 실행해 기적적이고 감사하는 삶을 이어나가길 간절히 소원한다. 귀한 책을 펴낸 벗 이준남 박사에게 뜨거운 갈채를 보내며 앞으로도 근심, 걱정에 싸인 환우들에게 소망을 주는 활동을 계속할 수 있기를 바란다.

김의신
전 엠디앤더슨 종신교수, 현 캘리포니아대 교수,
서울대 WCU 및 경희대 의학전문대학원 석학교수

| 추천사 |

다시 한 번, 세상과 사랑할 준비를

어느 날의 단상

내 삶의 끝은
언제 어디서
어떤 모습으로 이루어질까

밤새 생각하다
잠이 들었다

아침에 눈을 뜨니
또 한 번 내가
살아 있는 세상!

아침이 열어 준 문을 열고
사랑할 준비를 한다

죽음보다 강한
사랑의 승리자가 되어

다시는
죽음을 두려워하지 않을 수 있는

용기를 구하면서
지혜를 청하면서
나는 크게 웃어 본다

밝게 노래하는 새처럼
가벼워진다

    4부로 구성된 이준남 박사님의 〈암 이후의 삶〉을 찬찬히 다 읽고 나니 제 암 투병의 시간(2008년 7월부터 현재)이 구체적으로 생생하게 떠오르며 감회가 깊었습니다. 수년간 투병하면서 제가 특별히 노력했던 것들을 되새겨보게 해주는 책이었습니다.
    저는 이 기간 중 아무리 힘들어도 표정을 밝게 지니도록 애쓰고, 자신의 아픔을 객관화시키는 데 특별한 노력을 기울였습니다. '세상엔 나 말고도 아픈 사람들이 많은데 혼자만 아픈 것처럼 호들갑 떨지 말아야지' 하며 말도 순하게 하고, 약도 순하게 먹고, 입맛이 없더라도 기도하는 마음으로 음식을 먹으려고 최대한 노력했습니다. 항암치료와 방사선치료를 받으러 가는 일이 가끔은 두렵기도 했지만 '오늘은 또 무슨 체험을 하게 될까? 내가 하는 체험을 통해 다른 사람의 아픔을 좀 더 이해하고 헤아릴 수 있는 계기가 될 거야' 하는 마음으로 씩씩하게 치료를 받았습니다. 낙천적이고 긍정적인 생각과 태도는 여러 가지로 저에게 도움이 되었고 옆 사람도 편안하게 해주어 투병 중에도 행복을 느낄 수 있었습니다. 환자를 치료하는 의료진과 환자 곁에서 수고하는 간병인이나 보호자들의 입장을 훨씬 더 잘 이해하는 계기가 된 것을 두고두고 고맙게 여깁니다.

지난 5년을 잘 버텨주어 고맙다며 수술을 해준 주치의가 저에게 예쁜 컵을 선물했을 때 '이것은 생존 컵이네요?' 하며 웃었던 일도 생각납니다. 2008년 여름, 아플 때는 꼭 음악을 들어야 한다며 입원 전에 녹음기부터 구해준 선배 수녀님의 배려도 기억나고, 계속 재미있는 문자 메시지나 편지로 응원을 해주던 친지들의 모습도 떠올랐습니다. 통증이 있을 때 병실에서 클래식을 듣는 것은 제게 큰 도움이 되었고, 듣는 것만으로도 기도가 되곤 했습니다.

아무리 명랑하고 씩씩하게 투병을 한다고 해도 암이란 우울증과 무기력증에 빠지기 쉽게 만드는 것을 경험했기에 저는 항암치료와 방사선치료가 끝난 직후인 2009년 봄, 수녀원 본원에 내려와 암 환자 수녀들만 모이는 '찔레꽃 모임'을 만들었습니다. 서로의 아픔을 공유하고 가끔은 공동체에 별식을 청해 먹으며 투병의지를 다지고 정보도 교환하는 등 좋은 시간을 가졌습니다. 12명 중 3명은 상태가 좋아져 소임지로 파견되었고, 4명은 저세상으로 떠났고, 지금은 5명이 종종 모이고 있습니다.

혼자서 한숨 쉬고 우울해 하는 그 시간에 한 번이라도 더 웃을 수 있는 힘과 격려를 이 작은 모임을 통해서 받을 수 있었습니다. 폐쇄적으로 숨고 싶을 때 밖으로 자신을 드러내는 용기가 필요함도 다시 배웠습니다. 자기관리에 도움이 되는 방법들, 암 돌봄의 6단계, 영성훈련의 중요성, 존재의 순간을 경험하기 등 제목만 봐도 도움이 되는 책 〈암 이후의 삶〉을 암 환자는 물론 그 가족들, 건강한 사람들도 암 예방 차원에서 꼭 한번 읽어보면 좋겠습니다. '암 이후의 삶'을 살고 있는 환자로서 오늘은 이렇게 기도해봅니다.

환자의 기도

전에는 느끼지 못했던 두려움, 불안, 고독이
밤낮으로 저를 휘감을 때면 저 자신이 낯설고
세상과 가족과 이웃도 낯설고 그래서 힘이 듭니다
하루가 시작되는 아침이 오면
또 하루를 어찌 견디나 힘겨워 하고
하루를 마감하는 밤이 되면 잠을 설치며
또 다음날을 걱정하는 어리석은 저에게
다시 감사할 수 있는 용기를 주시고
다시 기뻐할 수 있는 지혜를 주시고
다시 기도할 수 있는 믿음을 주시고
저 자신을 받아들이는 인내를 주십시오
저를 담당하는 의사와 간호사들을 단순한 마음으로 신뢰하고
저를 돌보아주는 보호자인 가족과 간병인들에게
고마워하는 마음 잃지 않게 해 주십시오
그래서 제가 아프기 전보다
더 겸손하게 사랑을 넓혀가는
성숙한 사람으로 거듭날 수 있도록 도와주십시오

이해인

수녀, 시인

1장

암(癌),
앎이 새로운
시작이다

01
내 몸의 불편한 손님, 암이란 무엇일까

우리 몸을 파고드는 무서운 질병, 암. 하지만 암에 대해 제대로 알고 대처하는 사람은 실제로 그렇게 많지 않다.

암이란 약 200가지의 질병을 하나로 묶어서 표현한 것으로 대표적인 두 가지 특징이 있다. 첫째는 아무런 통제를 받지 않고 제멋대로 자라난다는 것, 둘째는 주변 조직을 침범해 해를 입히고 몸의 먼 곳까지 전이해가는 능력이 있다는 것이다.

세포는 인체의 기본이 되는 단위다. 그렇기 때문에 세포단위에서 발생하는 암은 가장 치명적으로 몸을 해치는 질병요인이다. 하지만 내 몸 어딘가에서 암이 발생하더라도 생리작용을 방해하기 전까지는 별다른 증상이 없어, 환자는 아무것도 모른 채 암과 같이 살아가게 된다. 이것이 암을 초기에 발견하기 어려운 이유다. 그러다가 어느 정도 상태가 진행된 후에야 암이 발생한 기관에서 생리작용에 문제가 생기면서 다양한 증상이 나타나기 시작한다.

암으로 인한 수많은 증상은 대부분 암의 위치에 따라 결정된다. 같은 암이라도 위치에 따라 증상이나 치료 조건은 크게 달라진다. 또한 암세포의 유전인자에서 만들어지는 단백질의 차이에 따라서도 다른 증상이 나타나게 된다.

> 암은 아무런 통제를 받지 않고 제멋대로 자라나며
> 주변 조직을 침범해 해를 입히고 몸의 먼 곳까지 전이된다.

암의 종류는 크게 다섯 가지로 나뉜다. 인간의 상피세포(몸의 가장 바깥 부분과 내부 기관의 겉을 싸고 있는 조직)에 발생하는 암종(carcinoma), 뼈·근육·혈관과 같은 지지조직에 발생하는 육종(sarcoma), 혈액·임파선에 발생하는 백혈병과 임파선종(lymphoma), 신경세포에 생기는 신경아교종(neuroglioma), 피부의 색소세포에 생기는 여러 종류의 흑색종(melanoma) 등이다. 그 밖에도 다른 많은 종류의 암들이 있다.

암은 악성종양이라고도 하는데, 종양이란 조절할 수 없이 계속 진행되는 세포분열로 조직이 새롭게 늘어나는 것을 말한다. 크게는 양성과 악성으로 나눌 수 있다. 양성은 원래의 세포와 별로 다르지 않은 종양으로 다른 조직을 침범해 해를 끼치지 않는 반면, 악성은 원래 세포와 질적으로 다르게 변이돼 근처의 조직을 침범하거나 전이되기 때문에 생리작용에 문제를 일으켜 결국 생명까지 위협한다. 악성종양은 빠르고 넓게 자라면서 장기를 막거나, 장기 기능을 저하시키거나, 면역성을 떨어뜨려 감염에 취약하게 만들고, 혈액 내 여러 성분들을 감소시켜 출혈이 쉽게 일어나게 한다.

악성종양의 해독 중에서 가장 심각한 것은 종양이 다른 장기로 전이되는 것이다. 폐암의 60~70%, 대장암의 50~60%는 진단을 받는 순간 이미 전이가 일어나 있다. 따라서 종양의 악성 여부는 전이가 얼마나 빨리 이루어지는지에 달려 있다.

지금까지의 추세로 보면, 암은 다른 어떤 질병보다 사망률이 높다. 그 심각성은

'사망률'보다 '생존율'을 더 자주 언급하는 경향에서도 드러난다. 전문가들은 인간의 수명은 점점 늘어나지만 환경오염과 공업적인 농사방법으로 인한 식탁의 변화 등으로 암 발생 역시 더욱 늘어날 것이라고 예측한다. 이런 관점에서 어떻게 하면 암을 피할 수 있는지, 혹은 암에 걸린 뒤에라도 더 안전하고 효과적으로 대처할 것인지 암에 대한 깊은 이해와 새로운 인식을 가질 필요가 있다.

암은 어떻게 내 몸에 들어왔을까

세포 복사하기

사람의 몸에 있는 세포의 숫자는 성인 한 사람당 대략 60조 개 이상이다. 그중 뇌세포나 신경세포는 거의 세포분열을 일으키지 않는 반면 피부, 위장, 골수, 생식기관의 세포는 지속적으로 활발한 분열을 일으키면서 노화된 세포나 죽은 세포를 바꾼다. 과학자들의 계산에 따르면, 1초에 죽어 없어지는 세포(세포자살)는 1백만 개나 된다. 세포자살을 포함해 다른 이유로 죽는 세포까지 합치면, 매일, 매달, 매년 사라지는 세포는 천문학적인 숫자에 이른다. 1년 동안 세포를 바꾸기 위해 새로 생기는 세포의 양은 거의 한 사람의 체중과 맞먹는 양이다.

정상적인 세포분열을 위해서는 모세포의 DNA에 있는 유전물질이 온전하게 딸세포로 전달되어야 한다. 엄청난 분량의 브리태니커 사전을 한 페이지도 빼놓지 않고 반복적으로 수억, 수조 번씩 동시에 복사하는 것과 같은 작업이다. 이 복잡한 복사 과정에서는 반드시 실수가 나오기 마련이다. 다행히 사람의 세포분열 과정에서는 피로한 인간이 책의 복사 과정에서 저지르는 실수를 거의 범하지 않도록 제어하는 장치가 작동한다. '교정-편집-재교정'을 통해 세포분열에서 생길 수 있는 오차범위를 최소한으로 줄여주는 장치다.

암유전자의 발생

그러나 세상에 완벽한 것은 없다. 간혹 교정-편집-재교정을 담당하는 효소에 이상이 생기면 원본과 다른 복제품이 발생한다. DNA에 생기는 돌연변이 현상이다. 바로 이 과정에서 암세포가 발생한다. 즉, 유전물질을 보관한 DNA에 이상이 생겨서 본래의 유전적 특성과는 다른 세포가 생기면 암이 발생하는 것이다. DNA에서 만들어내는 단백질의 모습이 달라지면서 세포의 모양과 기능에 이상이 생기는 것이다.

DNA의 이상을 의미하는 돌연변이는, 세포가 특정한 약물이나 발암물질과 접촉하거나, 이온화 방사선에 노출되거나, 또는 알 수 없는 원인으로 세포 내의 제어장치가 꺼지면서 발생한다. 정상적인 핵산 염기서열이 깨지면서 '전암유전자(proto-oncogene)'가 되고, 이로부터 '암유전자(oncogene)'가 발생한다.

돌연변이가 발생한 DNA를 가진 세포는 그 내용과 모습에도 변화가 생기지만, 무엇보다 세포성장에 관해서 뇌의 통제를 벗어난다. 시동이 걸려 있는 운전자가 없는 차가 주차상태에서 발차상태로 변하면서 통제를 벗어나는 것이다. 암을 억제하는 '억제유전자(anti-oncogene)'의 통제가 풀림으로써 자동차는 그동안의 주차상태에서 벗어나 제멋대로 돌아다니며 말썽을 일으킨다.

DNA의 돌연변이를 일으키는 요인은 환경오염만이 아니다. 바이러스나 세균, 심지어는 기생충도 DNA 변형을 일으키는 원인이 된다. 물론 단 한 번의 돌연변이로 암이 발생하지는 않는다. 보통은 몇 번에 걸쳐 반복적으로 발생한 돌연변이가 축

DNA에 돌연변이를 일으키는 원인은
환경오염물질뿐 아니라
바이러스, 세균, 심지어 기생충이 될 수도 있다.

적돼 암으로 발전한다. DNA는 환경에 예민하게 반응하지만 그렇다고 한두 번의 환경노출만으로 암이 되지는 않는다는 말이다. 우리 몸에서 암이 발생하는 데는 생각보다 오랜 시간이 걸린다.

암, 이렇게 대비하자

사람들은 암을 두려워한다. 암이 무엇인지, 암이 발생했을 경우 어떻게 대처해야 할지를 잘 알지 못하기 때문이다. 암을 무조건 겁내기보다 암에 걸리지 않기 위해서는 다음의 네 가지를 이해하는 것이 좋다.

　첫째, 체질이다. 자신에게 어떤 유전적인 체질(가족력)이 있는지 검사하고, 지속적으로 대비한다. 여기에는 암 예방을 위한 여러 가지의 조치들이 포함된다.

　둘째, 환경이다. 주변에 바이러스, 세균 등 발암물질을 포함하는 환경이 있다면 적극적인 대책을 세운다.

　셋째, 조기발견이다. 암 발생을 조기에 발견하려는 노력, 즉 정기적인 건강검진이 필요하다.

　넷째, 치료이다. 만약 암이 확인되면 가장 효과적인 항암치료를 받아야 한다. 여기에는 항암치료의 후유증이나 합병증에 대한 자연치료도 들어간다.

암 치료 시 주의사항

암 치료는 무엇보다 '아는 것'이 힘이다. 본격적인 치료에 들어가기 전 다음과 같은 사항을 반드시 알아두자.

먼저 마음대로 자가 진단과 자가 치료에 의존해서는 안 된다. 반드시 담당의사의 진찰과 치료를 받아야 한다. 또한 담당의사와 상담을 할 때는 어떤 영양제나 생약제를 복용하고 있는지 반드시 알려야 한다. 혹시 있을 수 있는 약물 사이의 상호작용에 대비해야 하기 때문이다. 처방 받은 약을 복용할 때는 반드시 의사의 지시를 따라야 한다. 임의로 약을 끊어서는 안 된다.

가장 중요한 것은 진단 후의 생활이다. 암은 여러 가지 복합적인 성격을 가진 질병이다. 의학적인 치료는 물론이고, 영양관리나 생활습관에 대한 검토가 있어야 하며, 정신적·감정적·사회적인 측면과 영성(靈性)적인 측면도 고려해야 한다. 약을 복용하면서 식생활·생활습관은 전혀 신경 쓰지 않거나, 약과 식생활·생활습관에는 주의를 기울이면서 정신적·감정적·사회적·영성적인 면은 소홀히 한다면 암 치료에 제대로 접근한다고 보기 어렵다.

02
생존을 위한 안전장치, 감정 다스리기

2005년 추수감사절, 미국 ABC 방송국의 '오프라 윈프리 쇼'에 영화배우 안토니 홉킨스가 출연했다. 홉킨스의 열렬한 팬인 오프라는 그에게 이런 질문을 던졌다.

"당신은 영화에 등장하는 배역을 어떻게 그렇게 잘 해냅니까? 맡은 역할에 그렇게 열중하다가 어떻게 현실로 무사히 되돌아올 수 있나요?"

안토니 홉킨스가 대답했다.

"최근 출연한 영화의 배역은 심각한 우울증에 걸린 사람이었습니다. 그 역을 끝내고 나니 일상생활로 돌아온 후에도 한동안 우울증에서 벗어나기 어려웠어요. 또 다른 배역에서는 급성심근경색증에 걸리는 역을 맡았는데, 내 몸이 실제와 연기를 구별할 수 없으면 어떻게 하나 내심 걱정했습니다."

안토니 홉킨스의 설명은 우울증이나 심근경색증에 걸리면 이에 따르는 감정이 생기는데, 이 감정을 제대로 처리하지 못할 때 현실에서도 실제로 문제가 발생할 수 있음을 언급한 것이다. 배우들은 배역을 맡은 인물의 입장에서 그 사람과 똑같은 감정을 가질 때 좋은 연기가 나온다고 한다. 즉, 감정이 없는 연기는 전달력이 떨어진다는 것이다.

미국의 유명 언론인 빌 모이어스*는 깊이 있는 인터뷰를 잘하는 것으로 알려져 있다. 그가 UCLA의 정신의학자 마가렛 케메니(Margaret Kemeny) 박사를 인터뷰한 적이 있다. 케메니 박사는 심리학과 인체 면역계를 전문으로 연구한 사람인데, 그즈음 직업배우들을 대상으로 조사를 진행했다.

빌 모이어스가 물었다.

"케메니 박사, 당신이 배우들과 진행하는 연구는 어떤 건가요?"

케메니 박사가 대답했다.

"짧은 시간 동안의 감정 변화, 즉 20분 정도 슬프거나 행복한 감정에 몰입했을 때에도 체내 면역계에 실제로 어떤 변화가 나타날 수 있는지에 대한 연구입니다."

케메니 박사는 이 연구에서 비교적 짧은 순간의 감정 변화만으로도 면역계에 의미 있는 변화가 나타났다고 말했다.

"직업적인 배우들은 정해진 감정에 잘 몰입할 수 있도록 훈련된 사람들입니다. 그들은 자신의 기억과 감각을 되살려 일시적이지만 아주 강렬한 감정을 경험할 수 있습니다. 누구라도 슬픈 흉내를 낼 수는 있지만 직업이 배우인 사람과는 비교할 수 없습니다. 그래서 배우들을 통해 감정 변화에 따른 면역성 상태를 연구할 수 있습니다.

먼저 배우들에게 슬프거나 행복한 느낌의 대사를 독백으로 읽으라고 합니다. 물론 아주 강렬한 감정이입까지 주문합니다. 연기를 마친 후 이들의 혈액을 채취해

---

* 빌 모이어스(Bill Moyers) 미국의 저명 언론인. CBS 뉴스와 사회교육방송(PBS)을 통해 현시대의 탁월한 사상가들을 인터뷰하며 그들의 사상과 학문적 성과를 대중에게 널리 소개했다.

슬픈 감정으로 인해 스트레스를 느낄 때,
혈액 속에는 자연살상세포가 활성화되며 숫자도 늘어난다.

자연살상세포(natural killer cell)*의 상태를 조사했습니다. 그 결과, 슬픈 이별 장면을 연출한 배우의 혈액에서는 면역세포인 자연살상세포의 숫자가 늘어나고 이 세포의 활동력도 강화돼 있음을 발견할 수 있었습니다.”

케메니 박사의 연구결과는 매우 흥미롭다. 남에게 전달되는 감정이 자신의 몸에도 전달돼 어떤 생리작용에 구체적인 변화를 일으킨 것이다. 보통 슬픈 감정은 스트레스를 불러일으킨다. 흔히 이를 부정적으로 여기기 쉽지만 실제로는 슬픈 감정을 느꼈을 때 자연살상세포가 증가했다. 격렬한 감정이 몸에 이롭게 작용한 것이다.

인간을 이루는 이성과 감정

'오늘날의 인간세계를 이룬 것은 이성이 아니고 감정'이라고 말하는 학자들이 많다. 인간의 감정은 이성 위에 있으며, 감정은 처음부터 생존을 위해 존재했다. 무엇을 위해 자신을 버리는 행위는 아무리 보더라도 이성적이지 않다. 물에 빠진 자식

---

* **자연살상세포(natural killer cell)** 사람의 체내에 세균이나 바이러스 등 감염물질이 침투했을 때 이를 처치하기 위해 간과 골수에서 자연생성되는 자연물질로 림프구 중에서 크기가 가장 크다.

을 구하기 위해 물에 뛰어드는 어머니의 모성애는 이런 설명의 대표적인 예다. 자신을 버려 자식을 구하는 희생정신이야말로 세계가 오늘날의 모습으로 유지될 수 있는 원동력이 된다. 인간의 원래 모습 속에 있는 감정이 세대를 따라 전달되면서 인간의 행동 패턴이 결정되도록 작용해온 것이다.

행동의 길잡이, 감정

감정은 좋을 때나 어려울 때나 인간이 나아갈 길을 인도해주는 길잡이 역할을 한다. 감정 속에서 이성이 작용할 때, 사람들은 쉽게 마음을 열게 된다. 장례식장에서 슬픈 이야기가 오가고, 결혼식장에서 즐거운 이야기를 하는 것은 분위기에 따라 받아들여지는 이야기가 다르기 때문이다. 사회생활에서도 논리적인 사람보다 다른 사람의 감정에 잘 공감하는 사람이 관계를 맺는 데 더 능숙하다.

삶에서 중요한 결정을 할 때도 마찬가지다. 이성적 판단에 감정의 동조가 있어야 결정이 빨라지고 내용도 충실해진다. 이성의 판단과 감정의 느낌이 상반될 때는 결정도 느리고, 결정을 했다 하더라도 추진이 잘 안 되는 경우가 많다. 이러한 원리는 사회나 국가적인 일에서도 나타나고, 유명인의 인기나 유행의 변화에서도 나타난다.

연말연시가 되면 각 상점마다 세일이 시작된다. 1년 매출의 상당 부분이 바로 이 시기에 채워진다. 사람들의 들뜬 감정이 매상에 영향을 주는 것이다. 마찬가지로 주식시장 시황도 사람들의 감정에 따라 오르내린다. 국가와 국가 사이의 관계도 마찬가지다. 감정이 잘 통하는 국가가 있는가 하면, 감정이 조금도 통하지 않고 생각만 해도 가슴이 답답해지는 국가도 있다. 이런 관계는 때때로 전쟁으로까지 이어진다. 이처럼 감정이 이성을 앞서는 예는 어느 분야에서든 찾아볼 수 있다.

> 감정과 이성에 대한 비율이 적절할 때,
> 우리는 균형 잡히고 무난한 성격을 가진 사람이라는
> 말을 듣게 된다.

감정과 이성의 균형

감정은 행동을 이끌어낸다. 특정한 감정은 대부분 특정한 행동을 유발한다. 감정이 가벼우면 바로 행동으로 연결되지 않지만 어느 한도를 넘어서게 되면 반드시 행동이 뒤따른다. 어떤 물건을 갖고 싶다는 감정이 그리 심하지 않을 때에는 계획이나 희망사항으로 그칠 수 있다. 그러나 갖고 싶다는 욕망이 깊어져서 일정한 선을 넘어서면 행동으로 옮겨진다. 경우에 따라서는 그 욕망을 위한 행동이 지나쳐 나중에 후회를 하기도 있다. 감정이 이성을 앞질러 일어나기 때문이다.

사랑하는 사람에게 배신당한 사람이 "난 이제 그 사람에 대한 생각은 하지 않아. 나와는 아무런 상관도 없는 사람이야"라고 말하며 눈물을 흘리는 경우도 있다. '배반한 사람을 생각하지 않는다'고 말하는 것은 이성의 작용이고, 그 말과 상관없이 그를 떠올리는 것만으로 눈물이 흐르는 것은 감정의 작용이다. 사람에게는 감정의 표현으로 생기는 마음과 이성이 주로 작용해 일어나는 마음이 따로 있다.

우리 주변에는 종종 냉정한 사람이라고 평가 받는 사람들이 있다. 감정 없이 이성만 갖고 일을 처리하는 사람을 두고 하는 말이다. 반면 한없이 뜨겁다는 말을 듣는 사람도 있다. 이성보다는 감정이 앞서는 사람이다. 대부분의 사람들은 이 두 가지의 마음 사이에서 균형을 이루고 살아간다. 감정과 이성에 대한 비율이 적절할 때, 우리는 균형 잡히고 무난한 성격을 가진 사람이라는 말을 듣게 된다.

울고 싶을 때 울 수 있는 자유

감정의 표현 여부는 개인에게만 국한되지 않는다. 한 집단의 문화와도 깊은 관계를 맺는다. 슬픔을 잘 표현할 수 있는 문화가 있는 반면, 체면 때문에 슬픔을 이겨내야 한다고 가르치는 문화도 있다. 어떤 문화가 건강에 좋은지는 분명하다. 슬플 때 울 수 있고, 기쁠 때 웃을 수 있는 문화 쪽이 훨씬 더 건강에 좋다. 감정의 표현은 생존과 직결되기 때문이다. 감정과 이성으로 가르는 이분법에 익숙한 사람들은 대부분 이성이 감정을 누르는 문화 속에서 살아간다. 이런 문화는 건강에 부정적인 영향을 미친다.

감정이 발생하는 변연계

사람의 뇌에서 일어나는 작용을 보면, 이성은 대뇌피질에서 일어나는 현상이고 감정은 대뇌변연계*에 뿌리를 둔 현상이다. 심장, 위장과 연결되지 않은 대뇌피질은 몸의 생리작용에 참여하지 못한다. 그러나 감정을 관장하는 변연계는 몸의 모든 기능을 관장하는 뇌교**와 직접 연결돼 있다. 이 부분의 뇌는 생각하는 기능이 없는 대신 감정이 작용하는 원천이다. 동물들의 감정도 변연계에서 유래한다.

변연계가 뇌교와 직접 연결돼 있기 때문에, 여기서 일어나는 감정의 작용은 심

---

* **대뇌변연계(limbic system)** 대뇌반구의 안쪽에 존재하며 감정과 기억을 담당하는 뇌 기관. 포유동물 이상에서만 관찰되며 작용 메커니즘이 다 밝혀져 있지 않다.
** **뇌교(腦橋)** 뇌 가운데 연수와 소뇌 등에 연결된 신경다발. 특히 얼굴 부위와 연결된 감각신경, 운동신경들이 들어오고 나가는 통로 역할을 한다.

감정을 담당하는 변연계는 심장, 위장, 자율신경 등에
직간접으로 연결돼 생리작용에 깊이 작용한다.

장, 위장 같은 장기나 자율신경에 곧바로 영향을 미친다. 감정 상태에 따라 신진대사와 혈압, 맥박 등 생리작용이 금세 변화를 일으키는 것도 이 때문이다.

감정과 이 감정에 곧바로 영향을 받는 신체작용은 사람의 건강과 생존을 보호하기 위한 시스템이다. 간혹 그것 때문에 불편해지는 경우도 있지만, 사람의 건강과 안전을 위해서 모든 감정은 원칙적으로 존중돼야 한다. 만일 이를 억제한다면 건강에 역반응이 일어나게 된다. 어떤 감정을 해소하지 않고 오랫동안 담아두면, 이에 해당하는 생리작용이 한쪽으로 치우쳐 나타난다. 특히 부정적인 감정을 오랫동안 억눌러 가슴에 품고 있을 때, 그 감정으로 인해 치우친 생리작용이 나타나면 결국 병이 발생하게 된다.

향기와 기억

감정과 관련된 가장 대표적인 감각은 후각이다. 냄새는 생활에서 나타나는 감정에 깊숙이 관여한다. 영화관에서 맡을 수 있는 팝콘 냄새는 극장 분위기를 높여주고, 사람들이 사용하는 각종 향수는 이성에게 좋은 감정을 불러일으키도록 만들어졌다. 이런 원초적인 감각은 대개 감정과 연결된다. 인간의 여러 감각 중 후각은 가장 강력한 기억력을 갖는다. 냄새와 함께 새겨진 기억은 좀처럼 지워지지 않는데, 냄새-감정-기억이 연결되면서 생존과 이어지는 장치로 작동하기 때문이다.

이런 현상을 동물의 세계에서는 얼마든지 볼 수 있다. 인간들에게는 많이 퇴화된 후각이 동물의 세계에서는 생존을 좌우하는 중요한 능력으로 남아 있다. 야생동물들은 냄새를 따라 먹잇감을 찾아내고, 냄새를 따라 천적의 접근을 알아채 대비한다. 종족번식에 필요한 짝짓기도 서로의 발정기를 후각으로 알아내는 데 크게 의존한다. 집에서 키우는 동물들도 여전히 뛰어난 후각으로 감춰놓은 먹이를 찾아내고 주인을 알아본다.

식욕이나 성욕도 마찬가지다. 식욕이나 성욕 자체가 아무리 강력하더라도 후각과 연결돼 나타나는 감정을 따라갈 수 없다. 음식이 상했는지 여부를 가장 먼저 알아채는 것도 역시 후각이다. 아무리 보기 좋고 맛에 변화가 별로 없더라도 냄새가 이상하면 본능적으로 의심을 갖고 거부하게 된다. 인간들에게도 후각은 여전히 생존을 위한 본능으로 남아 있는 것이다.

감정과 모성애

인간의 두뇌 중 가장 발달한 곳은 대뇌피질이다. 이곳은 인간의 사고(思考)를 담당하며, 다른 동물에 비해 월등하게 발달했다. 난자와 정자가 수정된 후 태아로 자라날 때 뇌가 형성되는 과정은 과거 인간들이 진화해온 두뇌의 발달과정과도 비슷하다. 그래서 인간의 대뇌피질은 모든 뇌 가운데 가장 늦게 생기며 감정과는 상관없이 사고능력과 관련해서만 발달했다. 감정은 대뇌피질 밑, 뇌 아랫부분에 위치한 변연계에서 일어난다.

그렇다고 대뇌피질이 감정과 아무런 상관관계가 없는 것은 아니다. 대뇌피질은 감정을 주관하는 뇌 아랫부분과 계속해서 연락을 주고받는다. 예를 들어, 모성애는 대뇌피질에 기반을 둔 어떤 감정과 뇌 아랫부분에 기반을 둔 사랑의 감정이 서로 연결돼 나타나는 가장 강력한 감정의 하나다. 대뇌피질이 제대로 발달하지 않은 파충류의 세계에서는 포유류와 같은 모성애를 보기 힘들다. 모성애는 대뇌피질과 뇌 아랫부분 사이에 특별한 지성과 감정의 복합적인 교류가 이루어지면서 발생한다. 그렇기 때문에 모성애와 같은 감정은 특수한 감정이라 말할 수 있다. 그밖에 대부분의 감정은 변연계에서 일어나 대뇌피질과는 상관없이 행동으로 옮겨지고 생리작용에도 참여한다.

따라서 먼저 발달한 변연계가 감정의 중추로서 몸의 여러 기관들과 연결된 신경계통을 통해 각종 생리작용에 깊숙이 작용하는 가운데, 뒤늦게 발달된 대뇌피질과도 어느 정도 연결되었다고 볼 수 있다. 이성이 감정을 지배하는 것이 아니라 감정이 이성을 지배하는 것이 두뇌의 정상적인 작용이며, 그것이 생존에 유리하기 때문에 그렇게 발전했다는 것이다. 이런 이해는 해부·생리학적인 면에서도 설명이 가능하다.

이성의 한계

이성만 가지고는 일상생활에서 벌어지는 모든 상황에 충분히 대처할 수 없다. 이성과 지식을 담당하는 대뇌피질의 기능만으로는 복잡한 상황을 모두 원만하게 처리할 수 없으며, 생존에 도움이 되는 판단을 충분히 할 수도 없다. 그동안 살아오면서 생긴 감정의 기억들이 감정 중추인 변연계에 새겨지면서 다양하게 닥쳐오는 문제들을 본능적으로 처리할 수 있게 되는 것이다. 본능적 반응은 일종의 반사작용과 같이 실질적이고 효과적이다. 나중에 후회할망정 일단 위기를 모면하면서 넘어갈 수 있는 이러한 능력도 감정의 영역이다.

이성과 지식의 형태는 사람에 따라서 다르게 나타난다. 그러나 감정의 표현은 모든 사람들에게 공통적인 형태로 나타나게 된다. 미국의 사법체제는 배심원제인데,

감정에 대해 깊이 이해하면
건강한 생활은 물론 병의 치유까지 가능해진다.

이성적인 사실 제시만으로 배심원들을 설득하기 힘든 상태에서 변호사들은 감정을 움직이는 전략을 쓰기도 한다. 감정은 전염이 될 뿐 아니라, 대다수 사람들에게 공통적인 형태로 일어날 수 있기 때문이다.

감정을 이해하라

이성적 지식이 주가 되는 현대의학만으로는 건강과 질병에 대한 전체적인 모습을 다 알아낼 수 없다. 이성과 지식 외에 감정이란 개념을 도입함으로써 두뇌 전체의 모습과 기능에 대한 이해가 늘어나게 되었고, 나아가 건강과 질병에 대한 접근 태도에 근본적인 변화가 필요함을 인식하게 되었다. 감정에 대한 깊은 이해가 있어야만 건강한 생활을 유지할 수 있으며, 병이 발생하더라도 이성과 지식만이 아니라 마음에 해당되는 감정까지 고려한 전인치유의 방향으로 나아갈 수 있다.

현대인의 생활은 복잡하고 예측 불가능하다. 일상에서 올 수 있는 각종 만성질환은 이런 복잡한 현대생활의 결과로 생겨났다. 앞으로 이런 추세는 더욱 깊어질 것이다. 인간의 이성과 지식만으로는 복잡하고 예측 불가능한 생활에서 오는 각종 질병에 대처하기 어려우며 건강한 생활을 유지할 수도 없다. 따라서 감정에 대한 깊은 이해를 토대로 현대인들이 맞이하게 될 복잡한 생활패턴에 대비해야 할 것이다.

지식은 건강과 장수의 비결

건강한 생활습관으로 살다보면 '100세인(100세 넘게 사는 사람)'이 될 가능성도 높아진다. 이런 사람들은 대개 몸의 건강은 물론 마음의 건강에 대해서도 관심과 노력을 기울이며 산다. 이들은 이성이나 지식을 관장하는 대뇌피질을 확장하면서 동시에 감정을 주관하는 변연계의 생리작용을 가장 합리적으로 풀어내며 살아간다.

지식은 대뇌피질을 더욱 젊게 유지시켜주는 힘이다. 변해가는 세상에 계속 적응하려면 세상이 어떻게 변하는지에 대해 민감하게 반응하면서 뇌를 자극해주어야 한다. 그것이 바로 지식 활동이 가진 힘이다. 새로운 지식의 습득은 건강과 장수의 필수조건이다.

100세인으로 살기 위해

100세인들은 변연계의 생리작용을 가장 합리적으로 잘 풀어낸다. 이는 감정처리를 잘하는 생활을 의미한다. 감정처리를 잘한다는 것은 마음에서 우러나는 감정을 억제하는 것만을 뜻하지 않는다. 오히려 안에서 나오는 감정을 밖으로 잘 발산하고 표현함으로써 변연계의 생리작용을 자신에게 유리하게 이끌어간다는 뜻이다.

음악, 미술, 문학, 무용 등의 예술은 감정표현을 잘할 수 있는 좋은 방법이다. 어떤 예술이든 제대로 표현하기 위해서는 그에 맞는 기술도 필요하지만, 무엇보다 감정이 깊게 스며들어야 한다.

몸의 건강에 양질의 영양소가 필요하듯, 마음의 건강에도 양질의 영양소가 필요하다. 몸의 영양소는 3대영양소(탄수화물, 단백질, 지방질)와 각종 미소영양소들(비타민, 광물질, 각종 식물성 영양소, 당화 영양소, 전이효소가 포함된 초유, 섬유

> 몸의 병이 모두 마음에서부터 오는 것은 아니지만,
> 몸에 병을 일으키는 원인 가운데
> 마음에서부터 오는 것이 적지 않다.

질, 인체에 우호적인 세균 등)이다. 이에 비해 마음의 영양소는 양질의 지식을 적당히 섭취하면서 감정표현에 도움이 되는 예술 활동, 적당한 운동, 명상 등을 하는 것이다.

몸의 병이 모두 마음에서부터 오는 것은 아니지만, 몸에 병을 일으키는 원인들 가운데 마음에서부터 오는 것도 적지 않다. 마음의 자세는 병을 더 악화시킬 수도 있고 호전시킬 수도 있는 중요한 원리이다.

보이지 않는 몸속의 온도계

'감정'을 표준국어대사전에서는 "어떤 현상이나 일에 대하여 일어나는 마음이나 느끼는 기분"이라고 풀이한다. 영어로는 motion에 e가 붙어서 행동(motion)이 따르는 것을 감정(emotion)이라고 부른다. 단어의 의미처럼 감정이 일어날 때 이에 맞는 행동이 따라 일어나지만, 구체적 행동보다는 그 감정으로 인한 신체의 생리작용이 먼저 일어난다. 이성에 의한 행동은 건조하며 한계가 있다. 그러나 감정에 의한 행동과 생리작용은 그보다 근본적이다. 그렇다면 감정에 따라 어떤 생리현상이 나타나는지 한번 살펴보자.

화

사람은 화가 나면 심장이 빨리 뛰면서 손에 땀이 난다. 무기를 잡고 전투자세로 돌입하기 유리한 신체반응이 나타나는 것이다. 화가 풀어지면 생리작용이 해소되면서 평소의 상태로 돌아간다.

공포

공포를 느낄 때는 근육과 관절로 일시에 많은 혈액이 흘러 들어가 빠르게 도망가기 쉬운 상태가 된다. 상황을 재빨리 파악한 후 행동으로 옮기기 위해 몸은 일시적으로 굳어진다. 이때 뇌로 흐르는 혈액의 양도 늘어나 판단과 반사 속도가 빨라진다.

공포감은 놀람과 함께 일어나는 경우가 많다. 무언가에 놀라는 순간 사람의 눈은 크게 떠지면서 눈동자도 커진다. 이는 경계능력을 향상시키기 위한 본능적 반응이다. 많은 빛을 빨리 받아들여 시각정보 수집도 쉬워지기 때문에 주변 상황을 판단하는 데 도움이 된다.

슬픔

슬픔을 느낄 때는 눈물이 먼저 나온다. 슬플 때 나오는 눈물은 양파를 자를 때 나오는 눈물과는 구성성분부터 다르다. 양파를 자를 때 나오는 눈물은 황화알릴이라는 효소의 작용으로 외부에서 들어온 자극성분을 씻어내기 위한 것이다. 반면 슬플 때 나오는 눈물에는 카테콜아민이라는 일종의 스트레스 물질이 들어 있다. 우리 몸이 눈물을 이용해 스트레스 물질을 배출하는 것이다. 이 정도면 눈물은 슬픔의 대명사라고 봐도 될 것이다.

> 사람이 행복을 느낄 때는
> 위와 장의 혈액순환이 잘돼서 얼굴빛이 좋아지며
> 위액 분비 역시 늘어나 소화력이 좋아진다.

많은 사람들이 경험하는 것처럼 울고 난 후에는 후련한 기분을 느낄 수 있다. 슬픔은 아주 중요한 무언가를 잃었을 때 생기는 감정인데, 이 감정과 함께 눈물을 흘리면 이러한 상황을 이기는 데 도움이 된다. 동서고금을 막론하고 대부분의 문화는 남자보다 여자의 눈물에 더 관대하다. 이런 면에서 여자들이 남자들보다 감정 처리에 더 유리하다고 할 수 있다.

혐오

혐오스런 기분이 들 때는 흔히 윗입술이 위로 올라가면서 콧구멍이 좁아지는 얼굴 표정을 짓게 된다. 이는 나쁜 냄새를 피하려는 무의식적인 반응이다. 무언가를 싫어하는 상태가 될 때는 나쁜 냄새를 피하려고 할 때와 같은 감정이 생기는데, 이는 나쁜 냄새가 거의 언제나 좋지 않은 것의 등장을 예고하기 때문이다.

행복

사람이 행복을 느낄 때는 분노나 공포의 감정으로 일어나는 현상과 정반대의 생리작용이 일어난다. 몸속의 여러 기관이 이완되고 피부와 위, 장의 혈액순환은 활발해지면서 얼굴에 색깔이 돌며 소화가 잘 되는 상태가 된다. 말 그대로 '행복한 모습'이다. 위액의 분비가 원활하면 장운동이 활발해져 음식물 소화도 잘 된다. 고급 레스토랑에서는 행복한 기분을 높여 소화에 도움을 주기 위해 좋은 음악을 들려준다. 그럼으로써 조금이라도 더 고급스러운 음식과 분위기라는 인상을 주고, 좋은 기억을 남겨 다시 찾아오고 싶게 하는 것이다.

사랑·질투

이상의 다섯 가지 기본적인 감정들 외에 변형이라 할 수 있는 다양한 감정들이 있다. 예를 들어, 행복을 맛보는 감정 중의 하나인 사랑의 감정이다. 깊은 잠에 들었을 때 신체가 부교감신경의 지배 아래 들어가는 것과 같이, 사랑의 감정이 생길 때도 부교감신경의 지배력이 강화된다. 전체적으로 생리작용이 이완상태로 들어가는 것이다.

반면 슬픈 감정이 극대화되면 우울증이 나타나게 된다. 화가 나면서 매사가 싫어지고 혐오감이 일어나는 감정은 질투의 감정이라고 할 수 있다. 이때에도 역시 감정의 변형이 있을 수 있으며, 여러 감정들이 섞이면 완전히 다른 또 하나의 감정을 만들어낼 수도 있다.

나를 살리는 보디가드, 일차적 감정

뇌신경과학자 안토니오 다마지오*는 사람의 감정을 일차적 감정과 이차적 감정으로 분류한다. 일차적 감정은 본능적으로 타고난 감정을 의미한다. 거미나 뱀을 봤

---

* **안토니오 다마지오(Antonio Damasio)** 미국의 뇌신경과학자. USC 교수. '뇌는 삶을 풍요롭게 만드는 지휘자'라는 관점에서 몸과 마음의 관계, 감정과 느낌의 관계 등을 규명해 주목받고 있다.

> 생존에 위협이 되는 위험신호에
> 잘 대처한 개체의 자손들은
> 생존 확률이 높아지면서 편도체도 발달하게 된다.

을 때의 두려움, 독수리의 날개가 넓게 펴졌을 때 느끼는 거대함, 특수한 움직임(파충류 등)이나 특수한 소리(동물의 으르렁거리는 소리 등), 피부에 와 닿는 촉감(벌레 등)에서 본능적으로 긴장을 느끼고 경계하는 것은 여러 세대를 거치면서 우리에게 전달된 위험신호에 대한 반응이다.

생존을 위한 편도체

신경과학자인 조셉 르두*는 이런 감정들이 뇌 속의 편도체(amygdala)와 전측 대상회(anterior cingulate)라는 특수 기억장치에 새겨져 좀처럼 지워지지 않는 속성이 있다고 했다. 이 경로를 통해 일어나는 감정은, 대뇌피질은 물론 뇌의 어떤 부분도 거치지 않고, 편도체에서 직접 몸으로 전달돼 그에 필요한 생리작용을 이끌어낸다.

생존에 위협이 되는 여러 가지 위험신호에 적절히 대처하지 못하는 개체는 살아남기 어렵다. 이런 위험신호에 잘 대처한 개체의 자손들은 생존 확률이 높아지면서 편도체 역시 발달하게 된다. 공포의 감정은 모든 감정 중에서 가장 강력하고 원초적인 감정으로, 생존을 위한 기본적인 감정이다. 공포의 감정이 발달하지 않은

---

* 조셉 르두(Joseph LeDoux) 뉴욕대 신경과학센터 교수. 인간과 동물의 정서 메커니즘에 관한 연구를 비롯해 100여 편의 논문을 발표한 저명 신경과학자다.

개체들은 살아남기도 어렵고, 다음 세대로 이어지는 공포의 감정 또한 무뎌지므로 세대가 바뀔수록 점점 더 살아남기 어렵게 된다. 심한 간질환자나 뇌의 측두엽 수술을 받은 사람들 중에 종종 감정이 무뎌지는 현상이 관찰되는데(편도체는 측두엽에 있다), 이런 사람들은 공포의 감정이 없어졌기 때문에 무서움을 모르는 행동을 보이게 된다.

감정과 행동의 관계

뇌에서 어떤 감정이 일어나면, 그에 따른 생리작용이 일어나면서 대개는 그 감정에 걸맞은 행동도 같이 따라 온다. '감정－생리작용－행동'이 하나의 단위로 나타나는 것이다. 감정을 잘 조절할 수 있다는 말은 이에 따른 생리작용과 함께 이어지는 행동까지 스스로 조절할 수 있다는 뜻이다. 감정을 잘 표현하거나, 발산할 수 있다면 건강에도 좋은 작용을 가져올 수 있다.

성인병을 일으키는 감정

공포의 감정이 생존을 위해 필요한 장치라는 것은 이제 충분히 이해할 수 있다. 그러나 만약 이런 감정이 격앙된 상태가 너무 오랫동안 지속된다면 더 큰 문제가 생길 수 있다.

　공포감으로 인해 일어나는 생리적 변화, 즉 높은 혈당과 혈압이 지속되면 일상적인 대사생리에 혼란이 일어난다. 그것이 당뇨병과 고혈압을 초래할 수도 있다. 또한 근육과 관절에 혈액량이 늘어나면서 생긴 긴장상태가 오래 지속되면 근육과 관절에 통증이 생기거나 관절염으로 발전하게 될 수도 있다. 주변 환경에 주의를 기울이는 긴장상태가 지속되면 계속해서 필요 이상의 것들을 보고 듣다가 신경과

> 공포감으로 인해 변형된 생리작용이 지속되면,
> 일상적인 대사생리에 혼란이 일어나면서
> 각종 성인병이 생길 수 있다.

민으로 발전하게 된다. 한 번 일어난 공포의 감정을 발산할 수 없거나 지속적인 위협감으로 공포감이 오래 유지됨으로써, 부정적이고 과장된 생리작용이 강조돼 여러 가지 성인병 발생의 원인이 되는 것이다.

공포의 감정이 발생하는 이유는 다양하다. 옛날처럼 비교적 단순한 생활에서 생길 수 있는 공포는 대부분 자연재해와 같이 생존 문제와 연결된 것이었다. 그러나 현대인들이 느끼는 공포는 훨씬 더 복잡한 원인들에서 비롯된다. 복잡하게 연결된 조건 속에서 생활하다보면 여러 상황이 이어지며 공포의 감정이 아주 쉽게 발생할 수 있다. 마치 각종 공포의 감정이 그물처럼 엮인 환경 속에서 살아간다고 해도 과언이 아니다.

현대인들은 생활에서 부딪히는 다양한 상황에서 공포를 느낀다. 승진, 해고, 은퇴, 세금, 할부금, 교통체증, 그리고 결혼과 이혼, 세대갈등, 문화의 차이, 이사, 이민 등 그런 예는 얼마든지 찾을 수 있다. 여기에서 느끼는 공포와 긴장은 보편적일 수도, 사람에 따라 차이가 있을 수도 있다. 어떤 사람에게는 별일 아닌 일이 다른 사람에게는 매우 두려운 일로 받아들여지기도 한다.

어떤 감정이 발생할 때 이를 자연스럽게 표현할 수 있는 경우와 감정의 억제가 지속되면서 오랫동안 표현할 수 없는 경우를 비교해서 생각해보면, 감정에 대한 이해는 좀 더 명확해진다.

그러나 모든 감정을 변연계에 속한 '편도체'나 '전측 대상회'의 작용만으로 설명할 수는 없다. 여기서 필연적으로 이차적 감정이 등장하게 된다. 이 기능은 감정의 또 다른 중추인 전두엽과 체감각피질에 있다.

마음과 머리의 합작품, 이차적 감정

이차적 감정은 경험에서 생기는 후천적 감정이다. 예를 들면, 전에 갔던 인상 깊은 곳을 다시 찾아갔을 때, 오래간만에 그리운 사람을 만났을 때 느끼는 감회 등과 같은 감정이다. 대개 평범하면서 미묘하지만, 때에 따라서는 말로 표현하기 어려운 감정일 수도 있다. 이런 감정은 공포와 같은 원초적 감정이 작용되는 편도체나 전측 대상회에서는 찾을 수 없다.

일상생활에서 오는 여러 가지 평범하면서도 복잡한 감정은 비교적 뒤늦게 발달한 대뇌피질에서 관장한다. 이런 감정은 생존과는 직접적인 상관이 없기 때문이다. 복잡하지만 평범한 감정이 발생할 때 여기서 어떤 행동이나 생리작용이 생길 수 있는지에 대해 생각하는 것도 흥미로운 일이다.

현실과 가상현실
언젠가 갔던 인상 깊은 곳에서 오래간만에 그리운 사람을 만나는 경우를 가정해보자. 같은 상황을 실제로 대하는 경우와 비디오 영상으로 보는 경우는 분명한 차이가 있다. 그렇다면 우리의 두뇌와 몸은 현실에서 보내는 신호와 상상에서 오는 신호를 구별해낼 수 있을까?

우리의 두뇌와 몸은 실제와 영상을 구별하지 않는다. 현실과 가상현실을 따로

> 사람에게는 본능적인 일차적 감정 위에
> 경험과 관련해 일어나는 이차적 감정이 있다.

인식하지 않고, 자동적으로 그 상황에 어울리는 감정과 생리작용이 나타난다. 보고 싶은 사람을 실제로 만나지 않고 영상으로 만날 때도 심장이 빨리 뛰고, 피부가 충혈되고, 입과 눈 주변의 미세근육들이 반응해 행복한 미소를 띠게 된다. 마찬가지로 누군가 죽은 상황에서도 그것이 실제냐 가상현실이냐에 상관없이 심장이 빨리 뛰면서 입이 마르고, 피부는 창백해지고, 위장이 뒤틀리며, 목과 등의 근육에 수축이 오면서 슬픈 표정을 짓게 된다.

  행복한 장면과 슬픈 장면, 두 가지 다른 상황에 대한 우리 몸의 반응이 다른 이유는 각각 다른 신경과 호르몬의 작용으로 나타나는 생리작용이기 때문이다. 두뇌와 신경계통에서 나오는 신경전도물질의 내용이 달라지며, 면역계통의 작용도 이에 맞는 상태로 변한다. 동시에 동맥의 평활근이 수축하면서 혈압도 올라가고, 근육의 수축과 충혈로 해당 부위에 통증이나 근육의 긴장이 나타나는 새로운 평형상태에 들어가게 된다.

  그런데 현실과 영상으로 만든 가상현실에 반응해 나타나는 감정과 생리작용에는 거의 차이가 없다. 이러한 현상은 영상 없이 상상만 하는 경우에도 거의 비슷하게 나타난다. 실제로 슬픈 일이 일어났을 때나 드라마나 영화에서 슬픈 장면을 보고 슬픔을 느낄 때, 머리에서 일어나는 감정이나 그로 인한 생리적 반응은 별 차이가 없다. 이러한 원리에 따라 '영상법'으로 필요한 감정과 생리작용을 유도할 수 있다.

균형을 이루는 몸

우리의 두뇌와 몸은 항상 같은 상태에 있지 않고, 끊임없이 일어나는 크고 작은 변화에 맞춰 반응한다. 이 반응은 항상 일정한 평형을 유지하기 위해 일어나며, 인체는 언제나 '역동적 상태'에 있다.

물이 가득한 고무주머니의 한 지점을 누르면 그곳에서 시작된 물결이 물주머니의 모든 곳으로 퍼져나간다. 이런 변화는 물주머니가 제한되고 유기적인 공간에서 생기는 현상으로, 물이 최적의 안정상태를 유지하려는 성질이 있기 때문에 발생한다. 즉, 물이 평형을 이루기 위해 움직인다는 뜻이다.

인간의 몸에서 발생하는 평형 메커니즘에는 감정이 깊숙이 작용한다. 감정은 70% 이상이 물인 인체 내부의 평형을 유지하는 데 적극적으로 참여한다. 이성만으로는 몸 전체에 영향을 미치는 생리작용이 나오기 어렵다. 몸 전체를 포괄하는 평형상태를 이룰 수도 없고, 국소적인 생리작용만 불러올 수 있을 뿐이다. 반면에 감정은 이성이 해내지 못하는 다른 부분을 고루 채우면서 몸 전체의 균형을 가져오는 역할을 한다.

건강을 위해 상상하라

의식의 변화

《데카르트의 오류(Descartes' Error)》라는 책을 쓴 안토니오 다마지오는 감정의 작용을 다음과 같이 이야기했다.

인간의 몸은 가상의 상태에 들어가더라도, 그 상태에 맞는 신체적 변화를 나타낸다. 그 과정은 의식의 변화에서부터 시작한다. 한 인간이 가진 경험, 지식 등 모든 것을 포괄하는 정신적 영상이 형성되면서 현실의 상태와 맞물려 전체적인 판단이 일어난다. 이때는 그 사람 자신의 인식을 통한 평가가 반영된다. 이 정신적 영상은 언어로 표현되는 것(이름, 행동 등)도 있고, 언어로는 표현되지 않는 것(감각, 감정 등)도 있다.

이에 대한 정신신경적인 반응은 감각기관을 통해 구체적인 방식으로 표현되면서, 행동이나 생리적 변화로 나타난다. 이때의 반응은 대뇌피질과도 연결된다. 뇌의 본능적인 반응만이 아니라 경험에 의한 판단까지 관여하는 반응으로 나타난다는 뜻이다. 같은 순간, 같은 자극을 받았더라도 사람에 따라 감정과 생리반응이 다르게 나타날 수 있는 것은, 기억된 경험과 관점이 다르기 때문이다. 이때 발생하는 감정은 이차적 감정이다.

상상의 효과

상상이 일어나는 곳은 대뇌피질이다. 일단 상상이 시작되면 이로 인한 감정이 발생하는데, 이 감정은 편도체와 전측 대상회를 통해 다음과 같은 구체적인 신경전도 작용으로 연결된다.

첫째, 자율신경계를 통한 경계 태세의 반응으로 장기에 각종 변화가 생긴다. 둘째, 관절과 근육의 변화로 표정과 자세에 변화가 일어난다. 셋째, 내분비 계통의 작용과 함께 펩타이드(호르몬)로 인한 여러 가지 신경전도물질이 분비돼 몸과 뇌

---

* **펩타이드(peptide)** 아미노산의 결합체. 소수의 아미노산이 연결된 것을 펩타이드라 하고, 많은 아미노산이 연결되어 단백질이 된다. 몸속에서 발생하는 모든 호르몬은 펩타이드에 속한다.

에 변화가 나타난다. 넷째, 이런 변화의 결과, 몸 전체에 변화가 찾아온다. 이는 모두 일차적 또는 이차적 감정에 따른 생리작용으로 벌어지는 일이다.

상상과 집중력

집중적으로 하는 상상과 집중이 잘 안 된 상태에서 하는 상상은 생리작용에도 영향을 미친다. 따라서 많은 연습을 통해 영상법에 익숙해지면 이에 해당하는 생리작용을 비교적 쉽게 유도할 수 있고, 익숙해질수록 발생하는 생리작용의 정도 역시 달라지게 된다.

결론적으로 두뇌에는 일차적 감정을 위한 통로와 이차적 감정을 위한 통로가 따로 없다. 일차적이거나 이차적인 모든 감정은 편도체와 전측 대상회를 중심으로 한 중추신경부터 말초신경으로 이어지는 통로, 단 한 가지 길밖에 없다. 감정이란 정신적 평가과정의 산물로서 출구가 마련된 통로를 통해 분출되는 일종의 에너지라고 봐도 될 것이다.

에너지라고도 볼 수 있는 감정은 출구를 통해 몸으로 전달되는 동시에 여러 가지 생리작용을 불러일으킨다. 다른 한편으로는 그 에너지가 동시에 대뇌에도 전달돼 이차적으로 인식의 변화가 뒤따르기도 한다. 복잡한 경로를 통해 형성된 감정은 비교적 잘 알려진 통로를 통해서 이루어지는 생리작용과 새로운 인식작용을 함께 불러오는 것이다. 이런 변화에 대한 전체적인 경험을 우리는 '느낌'이라고 부른다. 즉, 느낌이란 감정에 의한 결과라고 할 수 있다.

영상법을 쓸 때 이성과 감정 중 어느 쪽에 치우친 사람이 더 쉽게 생리작용이 촉진될지는 분명하다. 이성에 치우친 사람들은 이성적인 영상법을 쓰므로 생리작용이 쉽지 않은 반면, 감정에 치우친 사람들은 감정적인 영상법을 쓰므로 변연계에서 생리작용이 강조돼 나타날 가능성이 상대적으로 높다. 이에 대한 과학적인 연구는 아직까지 활발하지 않지만, 이성과 감정에 따른 생리작용이 균형을 이루는 상태가 한 쪽으로 치우친 것보다 바람직하다는 데는 이견이 없다.

2장

마음을
돌보면 몸이
깨끗해진다

01
마음과 몸의 의학

21세기 들어 새롭게 떠오른 심신의학은 말 그대로 '마음과 몸을 모두 생각한 의학'이다. 아직은 연구결과가 많지 않지만, 앞으로 더 많은 연구가 이루어지면 심신의학이야말로 거의 무한한 가능성을 가진 의학으로 대두될 것이다.

심신의학은 요즈음 '제3의학'의 하나로 각광 받는 '기도와 치유'에 대한 징검다리 역할을 할 가능성도 가지고 있다. 지금까지 하나의 가능성만으로 논의되던 대체의학에 대해 과학적인 뒷받침을 해주고 있는 것이 심신의학이며, '기도의 치유효과가 어떻게 가능한지에 대한 이론적, 실험적 설명 역시 제공할 수 있다.

마음과 몸을 보는 여러 관점

그렇다면 심신의학은 역사적으로 어떤 배경을 가지고 오늘날에 이르렀을까? 처음에 마음과 몸은 하나였다. '마음'이라고 하면 몸이 따라오고, '몸'이라고 하면 마음이 포함되는 것은 당연한데, 언제부턴가 마음과 몸이 마치 분리 가능한 것처럼 나

> 심신의학은 '마음과 몸을 모두 생각한 의학'이다.
> 앞으로는 더 많은 연구가 이루어지면서
> 무한한 가능성을 지닌 의학으로 대두될 전망이다.

뒤진 채 다뤄졌다. 그 원인은 어디에 있을까?

몸과 마음의 분리

몸과 마음을 나누는 '이원론'은 17세기 철학자 르네 데카르트˙가 시초다. 데카르트는 현대의학의 아버지라고 할 정도로 의학을 과학으로 정착시키는 데 기여했다. 그 과정에서 의대생들에게 해부학을 가르쳤는데, 당시에는 인간의 육체(시체)를 얻기 위해서는 교회의 허락을 받아야만 했다. 이를 위해 인간의 영혼을 담당하는 교회와의 타협이 불가피했다. 그 결과 교회는 영과 혼, 감정을 다루고, 과학은 육체만 다룬다는 엄격한 분리의 개념이 탄생했다. 그때부터 몸은 하나의 관찰 대상으로 마음과 정신에 비해 낮은 차원으로 취급 받게 되었다.

데카르트는 마음과 몸을 완전히 구분해 논문을 쓰기도 했다. 그 논문에서 영혼과 육체의 접촉점을 '송과선(pineal gland)'이라고 이름 붙이고, 마음은 뇌와 신경계통에 있다면서 정신과 신체의 밀접한 관계를 강조했다. 그러면서도 마음은 순수한 생각이며 몸과는 완전히 별개의 것이라고 결론 내렸다. 데카르트 이원론이 한계를 보인 대목이다.

˙ **르네 데카르트(Rene Descartes)** 17세기 프랑스의 물리학자이자 철학자. 합리론의 대표주자로 '근대철학의 아버지'라 불렸다. 의학연구 분야에서는 동물과 인체 해부를 통해 머리에서 기억과 상상력이 위치하는 곳을 찾으려고 노력했고, 정신과 신체의 관계를 해명하기 위해 '송과선'이라는 개념을 제시했다.

생리학적인 근거 없이
마음에서부터 병이 시작된다고 믿는 정신신체의학은
스트레스를 병의 가장 큰 원인으로 지목한다.

데카르트는 가톨릭이 지배하던 사회적 분위기 때문에 마음과 몸이 별개라고 할 수밖에 없었지만, 의학자로서 마음과 몸이 같이 있는 곳을 말하지 않을 수 없었고, 더 나아가 영혼이 깃들어 있는 곳까지 언급한 것이다. 데카르트의 이런 다소 모순된 이원론적 가르침은 이후 수백 년간 후세대의 학자들이 따르게 되었다.

그러나 18세기에 들어서면서 사람들은 이원론 자체에 대한 논의를 꺼리게 되었다. 마음과 몸에 대한 논의를 하려면 당연히 둘을 구별해야 한다는 부담을 피하기 위해서였다.

대뇌는 마음의 기관

19세기가 되자 마음과 뇌의 관계에 대해 활발한 논의가 시작되었다. 대학교재에서 마음과 뇌가 함께 논의되지 않은 것이 없을 정도였다. 뇌 중에서도 특히 대뇌에 대한 논의가 많았는데, '대뇌는 마음의 기관'이라는 결론에 이르렀다. 그러나 19세기에는 데카르트의 이원론을 완전히 벗어나지 못했다.

20세기로 들어오면서 마음과 몸에 대한 논의는 더욱 활발해졌다. '정신신체의학(psychosomatic medicine)'이란 용어도 출현해 정신이 육체에 끼치는 영향에 대한 더 많은 연구가 진행되었다. 특히 자율신경이란 개념이 등장한 후 스트레스와 자율신경계 사이를 오가는 과학적 관찰도 이루어지게 되었다.

심신의학의 탄생

정신신체의학은 많은 병들이 생리학적인 근거 없이 마음에서부터 시작된다고 믿는 의학이다. 정신신체의학과 관련된 단체나 학회, 도서 등에서는 '스트레스'를 원인으로 생길 수 있는 여러 가지 병에 대해 연구한다. 정신신체의학의 권위자로 역사적 연구를 지속해온 토론토대학의 에드워드 쇼터(Edward Shorter) 역사학 교수는 정신신체의학에 대해 이렇게 이야기한다.

"뚜렷한 병은 없지만 사소한 질병이나 증상으로 고생하는 사람들이 많다. 이런 질환은 가난한 사람들보다는 부자가, 남자들보다는 여자들이, 늙은이들보다는 젊은이들이 더 많이 걸린다. 이 증상들의 원인에 어떤 생물학적인 이유가 있는 걸까.

확실한 근거 없이 병에 걸리는 사람들은 분명히 유전적인 이유와 특정 조건의 영향을 함께 받는다. 정신신체질환에는 일종의 시대적, 문화적인 요소가 있는 것이다. 시대가 변하면 의사들의 발전에 따라 환자들의 증상과 병의 내용도 함께 달라진다. 환자들의 병이 그 내용을 달리하면서 좀 더 복잡한 증상을 나타내게 되는 것은 과연 무엇을 의미하는 것일까."

쇼터 교수는 정신신체질환(psychosomatic diseases)이 일종의 시대적이고 유행에 따라 변하기도 하며, 어떤 암시로 생길 수도 있는 질병임을 말한 것이다.

정신신체질환의 원인을 밝히는 데 스트레스는 물론 앞에 언급한 '시대적 현상'을 중심으로 연구하는 사람들이 있다. 이와 별도로, 20세기 후반에 들어서는 상당히 많은 연구자들이 마음과 몸의 관계에서 인간의 감정이 아주 중요한 역할을 한다고 말한다. 이들은 인간의 감정에 따라 몸의 생리작용이 변함으로써 병이 발생할 수 있다는 사실을 과학적으로 증명해내기도 한다.

이들은 마음이란 뇌나 심장 어느 한 곳에만 있는 것이 아니고 60조 개나 되는 각 세포에 다 간직돼 있다고 주장한다. 물론 뇌에는 다른 기관이나 세포에 비해 세분화되고 집중된 마음이 존재하는 것은 사실이나, 이들의 견해는 단지 뇌에만 마음이 있다는 기존의 입장과는 완전히 다르다. 이른바 '심신의학(mind-body-medicine)'의 탄생이다.

마음이 없으면 몸도 있을 수 없다

마음이란 무엇일까. 이 질문에 대답하는 것은 마치 '시간이란 무엇인가'라는 질문에 대한 답변이 어려운 것과 비슷하게 어렵다. 중세 신학자 어거스틴(Augustin)은 시간에 대해 "나는 시간이 무엇인지 알고 있다. 그러나 입을 열면 시간에 대한 생각이 꽉 막힌다"라고 표현한 적이 있다. 마음도 그 개념에 대해 분명히 알고 있지만 막상 설명하려고 하면 뭐라 말해야 할지 꽉 막혀버린다. 한마디로 설명할 수가 없다. 그렇다면 사전에서는 마음을 어떻게 설명하고 있을까?

〈브리태니커 대백과사전〉은 '마음'을 설명하는 데 무려 9쪽이나 할애했다. 〈표준국어대사전〉에서는 '마음'을 "사람이 본래부터 지닌 성격이나 품성. 사람이 다른 사람이나 사물에 대해 감정이나 의지, 생각 따위를 느끼거나 일으키는 작용이나 태도. 사람의 생각, 감정, 기억 따위가 생기거나 자리 잡는 공간이나 위치" 등으로 정의한다. '마음'이라는 말이 정신, 감정, 의식, 의도, 품성, 기억, 애착 등과 관련됐거나 이런 어휘들을 대체할 수 있는 명사임은 분명하다.

누군가는 마음이 물질에 근거를 둔 것이라고 말하기도 하고, 또 다른 누군가는 비물질에 근거를 둔 것이라고 말하기도 한다. 많은 종교에서 마음을 다루고, 심리

> 마음을 한마디로 정의하거나 표현할 수 있는 길은 없을 것이다.
> 마음이 물질에 근거를 두었다고 하는 사람도 있고
> 비물질에 근거를 둔 것이라고 말하는 사람도 있다.

학과 의학 등에서도 마음을 다룬다. 그러나 마음을 제일 많이 다룬 분야는 철학이다. 어떤 이야기를 하더라도 아무도 틀리지 않고 아무도 맞지 않는 영원한 주제가 바로 마음이기 때문이다.

철학에서 과학으로

그렇다면 이제는 마음을 철학의 주제에서 과학의 주제로 옮겨 생각해보자. 이것은 전혀 새로운 시도가 아니다. 이미 한 세기에 걸쳐 방대한 양의 과학적 발견과 검증 절차가 축적되었다.

1983년 영국 런던 왕립학회 모임에서 브랜던 카터(Brandon Carter)라는 천체물리학자가 '인간적인 원칙(anthropic principle)'이라는 제목의 강의로 상당한 센세이션을 불러일으켰다. 그는 우주의 생성과 발전과정을 놓고 볼 때, 다른 혹성에 인간과 같이 지능이 발달한 생물체가 있을 확률은 거의 제로에 가깝다는 수학적 풀이를 전제한 뒤, 우주의 모든 것은 인간이 있음으로 존재한다고 밝혔다. 즉, 인간에 의해서 모든 별, 은하계와 같은 소우주, 그 밖의 모든 우주적인 존재가 관찰될 수 있다는 이론이었다. 여기서 말하는 인간은 우주의 주인으로서 마음과 몸이 합해진 존재를 말한다. 마음이 몸과 같이 있지 않고서는 우주의 존재를 인식하고 또한 이를 관찰할 수 없기 때문이다.

마음이 없으면

마음이 몸을 떠나 존재할 수 없듯, 마음이 없으면 몸도 몸일 수 없다. 마음과 몸은 본래 하나인데 이를 분리시켜 생각함으로써 마음을 파악하기가 점점 어렵게 된 것은 아닐까 하는 생각도 든다.

앞에서 감정을 마음의 표현이라고 했다. 그렇다면 감정은 어떤 과정을 거쳐 표현될까?

감정의 표현은 행동으로 나타난다. 행동을 보고 사람의 감정을 알게 되고, 그렇게 알게 된 감정에서 마음까지 유추할 수 있다. 이와 같은 과학적인 방법은 모든 사람들이 수긍할 수 있다.

암에 잘 걸리는 성격은 따로 있다?

앞에서도 살펴본 마가렛 케메니 박사의 배우 관찰 감정 연구는 신체변화의 상관관계를 연구하는 데 큰 도움이 되었다. 이 연구로 인간의 감정은 필요에 의해 만들 수 있으며, 이런 인위적 감정도 실제로 몸에 영향을 끼친다는 사실이 확인되었다. 배우들이 슬픈 감정을 가졌을 때 혈액 속의 백혈구 숫자가 늘어난 것이다.

감정의 영향

인간의 성격이 질병을 유발하는 데 중요한 요소라고 말하는 사람이 많다. 그 예로 똑같이 어려운 상황에 놓이는 경우라도 어떤 사람은 병이 생기고 어떤 사람은 멀쩡한 경우를 든다. 단순하지만 특정한 성격의 사람들이 암에 잘 걸린다고 주장하

> 외로움, 부부의 사별, 극도의 공포감, 우울증,
> 묵은 감정 등은 건강을 해친다. 실제로 이혼한 뒤 얼마 안 돼
> 암에 걸린 사람들의 사례가 종종 보고된다.

는 사람들의 이론적 근거다.

그렇다면 암을 포함해 병에 잘 걸리는 성격은 어떤 성격일까? 흔히 기분 좋은 감정이 몸에 좋고 슬픈 감정은 몸에 나쁘다고 생각하기 쉽다. 그러나 연구조사에 의하면 기분이 좋을 때나 슬플 때, 혈액 속의 백혈구가 늘어나는 현상은 똑같이 일어난다. 반면 건강에 해로운 경우는 외로움, 사별, 극도의 공포감, 우울증 등을 경험하거나 감정을 해소하지 못할 때다.

실제로 삶을 함께 한 배우자가 죽은 뒤 남은 상대도 머지않아 숨을 거두거나 이혼한 사람이 얼마 지나지 않아 암에 걸리는 경우를 종종 보게 된다. 이혼할 때 아내에게 "당신이 무슨 말을 하든 말든 이제는 끝이다"라는 말을 듣고 이혼 당한 남편이 이후 성대암으로 목소리를 낼 수 없게 된 경우도 있었다.

원시종교를 믿는 서인도 제도의 어느 부족에서는 주술자가 저주의 주문과 함께 "너는 오늘밤에 죽을 것이다"라고 선언하면 그 선고를 받은 사람은 아무런 이유 없이 그날 밤에 죽는다고 하는 이야기가 있다. 오 헨리의 대표적인 단편 〈마지막 잎새〉에서도 비슷한 이야기가 등장한다. 나무에 매달린 마지막 잎새를 보고 "저 잎새가 떨어지면 나도 죽을 거야"라고 말한 주인공이 이튿날 아침까지 매달린 잎새를 보고 다시 건강해졌다는 이야기다.

어려운 일을 겪을 때도 혼자일 때와 부부가 함께일 때, 마음과 몸이 작용하는 형태는 달라진다. 누구나 혼자서 어려움을 겪을 때는 도움을 청할 사람을 찾게 된

다. 하지만 부부가 함께라면 한 편은 위로하고 다른 한 편은 위로를 받으면서 두 사람 다 서로에게 위안을 얻는다. 의지할 대상이 아무도 없을 때 사람은 외로움을 느끼게 되고 어려운 일에서 받는 스트레스를 누구와 나눌 수도 없어 더 취약한 상태가 된다.

마음에 관한 표현

마음과 몸의 관계를 논할 때는 어디까지가 과학이고 어디까지가 상상인지 정확히 구분하기 어렵다. 실제로 이에 대한 연구는 이제 겨우 걸음마 단계다. 이런 연구결과를 설명하기에는 아직까지 적절한 언어가 부족하다. 몸은 눈으로 볼 수 있고 손으로 만질 수 있으므로 다양한 표현이 있지만, 마음은 볼 수도 없고 만질 수도 없으므로 이를 표현하려 해도 마땅한 언어가 부족한 것이다. 마음에 대한 적절한 언어가 부족하다는 것은 마음에 대해 설명하기가 그만큼 더 어렵다는 뜻이다. 그것은 마음을 몸에서 떼어 별개의 것으로 표현하려고 하기 때문은 아닐까.

펩타이드가 마음을 움직인다

펩타이드(peptide)란 두 개 이상의 아미노산이 모인 것을 말한다. 모든 호르몬은 펩타이드에 속하는데, 지금까지 약 80종이 발견되었다. 호르몬 펩타이드는 몸속의 여러 부위에서 발생하고 또 여러 곳으로 전달돼 생리작용과 행동을 유발한다. 어떤 종류의 펩타이드가 어느 기관에서 발생해 어디로 가서 무슨 작용을 일으키는지를 파악하게 된다면, 어떤 감정이 어떤 질병으로 이어지는지, 동시에 어떤 감

> 펩타이드는 뇌와 성기관, 소화기관 등
> 여러 신체기관에서 만들어진다.

정을 조절함으로써 어떤 질병을 다스릴 수 있는지 파악할 수 있게 된다.

엔도르핀의 발견

사람들에게 잘 알려진 대표적인 펩타이드는 엔도르핀이다. 1974년 캔디스 퍼트*라는 과학자는 인체에서 만들어지는 아편 성분 호르몬인 엔도르핀을 발견했다. 엔도르핀의 발견은 또 다른 중요한 개념인 호르몬과 펩타이드 연구의 문을 더욱 크게 열어주었다.

　엔도르핀은 사람에게 쾌감을 주는 물질이다. 자연분만을 하는 산모들 가운데 산통을 거의 느끼지 않는 사람들이 있는데, 이는 체내 엔도르핀이 적절히 분비되기 때문이다. 엔도르핀의 분비량은 놀랍게 훈련 정도에 따라 달라진다.

펩타이드는 어디에서 생기는가

이러한 펩타이드가 어디에서 만들어지는지는 굉장히 중요하다. 인간의 감정이 담긴 펩타이드가 만들어지는 곳에 마음이 있다고 볼 수 있기 때문이다.

　뇌에서는 가장 많은 펩타이드가 생성된다. 그중에서도 뇌하수체에서 가장 중요

---

* **캔디스 퍼트(Candace Pert)** 미국 신경과학자이자 생화학자. 뇌 속의 모르핀 수용기를 발견했다. 미국립정신건강연구원(NIMH)의 책임자로 존스홉킨스 의과대학 등과 함께 뇌신경과학 연구를 주도했다.

하고 많은 종류의 호르몬 펩타이드가 생겨난다. 뇌 다음으로 많은 펩타이드를 만들어내는 곳은 위장계통이다. 소화기능을 돕는 각종 펩타이드들이 여기에 포함된다. 성 호르몬은 남녀의 성기관(고환, 난소 등)과 부신에서 생산되고, 혈당 대사에 관여하는 인슐린은 췌장에서, 혈압을 조절하는 레닌이란 펩타이드는 콩팥에서 만들어진다.

펩타이드의 전달자

인체의 모든 세포에는 펩타이드가 전달해주는 정보를 받아서 처리해주는 수용기가 적게는 수십 개에서 많게는 수백만 개까지 있다. 받아들인 정보의 내용에 따라서 세포의 기능은 수시로 변한다.

한 가지 특이한 점은 펩타이드가 만들어지는 곳과 상관없이 별도의 수용기가 거의 다 뇌 속에 마련돼 있다는 사실이다. 뇌세포가 가진 수용기의 용도는 다른 작용기관의 세포들이 갖는 목적과는 조금 다르다. 뇌는 체내 곳곳에서 발생하고 작용하는 모든 펩타이드의 신호들을 자체 수용기를 통해 빠짐없이 감지한다. 이를 통해 몸 전체의 상태를 파악하고 종합적으로 판별해 생리작용의 균형을 유지하는 조절역할을 한다. 그렇기 때문에 뇌에 문제가 생기는 경우, 통일성 있는 생리작용이 유지되기 어려울 수 있다. 한마디로 인체의 종합상황실, 또는 정보처리센터나 위기대응센터 같은 역할을 수행하는 것이다.

펩타이드와 수용기 사이에 일어날 수 있는 역동작용은 질병이 발생했을 때도 영향을 미친다. 몸에 질병이 생기면 펩타이드는 뇌에 '당했다'는 정보를 전달한다. '당했다'는 정보를 갖고 온 펩타이드를 수용기가 받아들여 세포에 변화를 일으키는데, '당했다'는 정보를 가진 펩타이드가 더 이상 수신되지 않으면 세포는 다시 본

> 파블로프의 조건반사 개념을 응용해,
> 통증 조절이나 면역력 강화에
> 조건을 부여하는 방법이 사용될 수 있다.

래의 안정된 상태로 돌아간다. 여기서 '당했다'는 정보를 중단시키는 수단으로서 유효한 것이 바로 용서와 감정의 발산이다.

파블로프의 실험

이런 생물체의 생리작용에 관한 실험 중 가장 대표적인 것은 러시아의 생리학자인 파블로프의 조건반사 실험이다. 개에게 먹이를 줄 때 반복적으로 종소리를 들려주었더니 후에는 먹이를 주지 않고 종소리만 들려주어도 개에게서 위액이 나오게 되었다는 실험이다. 이를 통해 어떤 특정한 조건 아래서 반사적인 생리작용이 일어날 수 있음을 입증한 '조건반사 이론'은 당대 과학계에 일대 센세이션을 일으켰다.

20세기 후반에는 미국의 심리학자인 로버트 애들러(Robert Adler) 박사가 파블로프 실험의 아이디어를 빌려 조건반응의 이용범위를 확장할 수 있는 동물실험을 시도했다. 실험실 쥐에게 면역억제제 사이톡산*을 사카린과 같이 먹이는 작업을 일정 기간 반복한 결과, 나중에는 면역억제제 없이 사카린만 먹여도 면역성이 낮아지는 것을 관찰했다. 이 실험으로 조건만 맞으면 체내 면역성까지도 올리거나 내릴 수 있음이 밝혀졌다.

---

* **사이톡산(cytoxan)** 사이클로포스파미드(cyclophosphamide) 계열의 면역억제 성분을 가진 약품으로 여기서는 항암치료를 의미한다.

특정한 조건을 거는 데 성공한다면 생체의 생리작용을 조건으로 조절할 수 있다는 것이 단순한 상상이 아니라 과학적 사실로 드러난 셈이다.

플래시보 효과

동물실험의 결과는 질병 치료에 '위약효과'라는 새로운 형태로 등장했다. 위약(僞藥)이란 모양과 색깔은 물론 맛과 효능에 대한 기대까지도 똑같으나 실제로는 약효가 하나도 없게 만든 가짜약을 말한다. 새로 나온 약이 있을 때 그 효과를 측정하기 위해 신약과 위약을 각기 다른 그룹에게 투약하고 결과를 비교하는 방법으로, 의약계의 표준작업에 흔히 사용된다.

놀랍게도 위약의 효과는 평균 33%나 된다. 제약회사는 신약 개발 시 효과가 60~70% 정도만 나타나도 '약의 우수성'을 주장한다. 위약효과 30%는 의약계에서도 인정할 만한 수치라는 것이다. 일반적인 조건반응 실험에서 특정한 조건을 거는 데 많은 시간과 다양한 과정이 필요하다. 그렇게 본다면 위약은 '기대감'이라는 조건을 이미 가진 가장 빠른 조건실험인 셈이다.

심신의학이 적용되는 여러 분야

병든 사람에게 일정한 조건을 걸어서 면역력을 증가시키거나 생리현상을 변화시킬 수 있다는 것은 이 방법으로 병리현상을 중단시키고 치유도 가능한 다양한 방법이 개발될 수 있음을 의미한다. 사람의 감정 메커니즘에 조건을 거는 방법에 대해서는 다음과 같은 연구가 진행되었다.

만성통증이 있는 사람들에게는
통증의 수준을 높여 이를 참아내는 훈련을 통해
통증에 대한 저항능력을 높여줄 수 있다.

정신신경면역학

파블로프의 조건반사 이론과 이를 응용한 로버트 애들러의 쥐 면역성 저하 실험 이후, 정신과 신체의 상관성에 대한 많은 연구가 이어졌다. 일련의 실험으로 인체의 면역성, 내분비 계통, 소화기 계통, 생식기능 등과 정신의 밀접한 관계가 증명되었다. 어떤 경우에는 이들 기관을 연결해주는 물질이 있고(펩타이드), 어떤 경우에는 해당기관에 신경이 직접 연결된다. 이처럼 신경 메커니즘을 연구하는 학자들이 늘어나면서 새로운 학문분야가 형성되었는데, 바로 정신신경면역학(psycho-neuro-immuology, PNI)이다. 말 그대로 정신(마음)이 신경을 타고 면역체계에 전달되는 과정을 연구하는 학문이다.

그러나 정신신경면역학이란 명칭은 생리작용 전체를 설명하는 데 다소 문제가 있다. 정신과 신경이 면역에만 영향을 준다고 생각할 수도 있기 때문이다.

인간의 몸은 복잡하다. 그 복잡한 몸속의 기관들은 어떤 식으로든지 서로 연결된다. 그렇지 않다고 생각하는 것은 그 자체가 난센스다. 다만 우리가 그 기능과 메커니즘을 다 알지 못할 뿐이다. 과학은 지금 그 문제를 풀어가고 있는 것이다.

통증을 억제하는 자기훈련

만성 통증이 있는 사람이 스스로 통증을 조절할 수 있는 방법으로 생체자기제어(biofeedback) 기법이 있다. 특정한 기구에 몸의 한 부분을 연결한 후 자극을 가하고 이를 참게 하면서 그 결과를 측정하는데, 느끼는 통증의 정도가 약해지면 종이 울리게 된다. 마음으로 통증을 제어해 실제로 통증이 줄어들면 종이 울리는 것이다. 통증 자극의 세기를 조금씩 올리면서 자기 마음을 조절하면 더 큰 자극에도 잘 견딜 수 있다. 이 훈련으로 스스로 통증을 견뎌내는 저항능력이 올라가게 된다.

이런 결과가 나오는 이유는 두 가지다. 하나는 통증역치(pain threshold), 즉 통증을 느끼는 최소치를 올린다는 점이다. 통증을 느끼는 정도는 사람마다 다르다. 이를 응용해 통증에 대한 문턱을 높이는 방법을 다르게 적용할 수 있다. 또 하나는 몸속에서 분비되는 엔도르핀의 분비를 촉진시킨다는 점이다. 자기훈련과 극기를 통해서 몸을 원하는 방향으로 이끌어 갈 수 있는 것이다.

이와 같은 극기훈련은 대개 다음과 같은 단계를 밟는다. 첫째, 통증의 원인을 직접 들여다보면서 통증에 대해 정확히 알려고 노력한다. 둘째, 통증이 나의 일부분임을 깨닫고 적대감이나 해결 불가능하다는 생각을 갖지 않는다. 셋째, 평소에 좋아하던 운동, 취미 등을 상상한다. 좋아하는 일에 대한 생각을 지속하면서 통증을 부속물로 여기도록 노력한다. 넷째, 진통제를 복용 중이라면 적은 양만으로도 같은 효과를 얻을 수 있다고 생각한다. 이 같은 방법을 사용하지 않으면 마음은 몸에게 끌려 다니는 종속물이 될 수 있다.

현재 여기서 더 나아가 같은 방법으로 인체 면역성까지 올릴 수 있을 것인지에 대한 연구가 진행 중이다. 마음의 훈련으로 면역성까지 올리는 길이 열린다면 심신의학의 결정적인 진보가 될 것이다. 여러 실험이 시도되고 있으나 마음을 면역성과 연결시켜 임상에서 증명하기까지는 아직 시간이 조금 더 필요하다.

마음이 상했을 때 소화가 잘 안 된다든가 마음이 즐거울 때 소화가 잘되는 경험은 대부분이 겪어봤을 것이다. 마음과 소화력의 관계는 누구나 이해할 수 있을 정

> 마음으로 몸의 병을 고치는 시도의 최종 목적지는 암이다.
> 아직 실험단계지만 마음으로 면역성을 올리고
> 암까지 고치는 일은 가능성이 충분하다.

도로 보편적인 상식이 되었다. 그러나 마음으로 몸의 병을 고치는 시도의 최종 목적지는 암이다. 아직 실험단계지만, 마음으로 면역성을 올리고 암까지 고치는 일은 충분히 가능하다. 다만 아직까지는 그 방법을 찾지 못했을 뿐이다. 이 점에 있어서는 심신의학이라는 과학이 기도와 치유라는 종교적 전통을 뒤따르는 셈이다.

생활습관부터 바꿔라

잘못된 식생활, 운동부족, 수면부족과 극심한 스트레스로 인해 현대인들은 병들고 있다. 이런 잘못된 생활습관만 고쳐도 병은 나을 수 있다.

캘리포니아 의과대학의 외래교수 딘 오니시(Dean Ornish) 박사는 의과대학 시절 명상법으로 고질적인 편두통을 고쳤을 정도로 명상법에 일가견이 있다. 심장전문의 레지던트로 있을 때, 그는 한 번 심근경색증에 걸리면 이를 고칠 수 없다는 당시 의료계의 고정관념에 의심을 품었다. 그래서 심근경색증에 걸렸던 사람들과 심근경색증에 걸린 환자들을 대상으로 하나의 실험을 시작했다. 철저한 명상법, 각자에 맞는 운동계획과 채식을 실천하면서 일정기간 동안 그들의 생활전반을 고치는 치료법을 썼다. 실험을 마치고 특수촬영을 한 결과, 놀랍게도 대부분의 심근경색증 환자들이 증상 개선은 물론 이미 막혔던 관상동맥까지 뚫려 온전히 회복된 것으로 확인되었다. 막힌 관상동맥을 뚫기 위해서는 수술을 해야만 한다는 당시의 고정관념을 단번에 바꾸어버린 것이다.

이 실험은 생활습관을 바꾸는 방법만으로 심근경색증 외에도 많은 병을 회복시킬 수 있지 않을까 하는 가설을 가능하게 했다. 이후 많은 연구가 진행되었고, 일부에서는 그에 관한 성공적인 결과가 발표되고 있다.

신경안정제보다 효과적인 명상

동서양을 막론하고 각자 특유의 명상법이 있지만, 크게는 두 가지로 나눌 수 있다. 마음을 비우는 방법과 한 가지 생각만으로 가득 채우는 방법이다. 마음을 완전히 비우거나 한 가지 생각만으로 꽉 채우는 것은 그리 쉬운 일이 아니다. 어떤 방법을 택하더라도 부단한 노력이 필요하다.

명상법은 전문가의 지도를 받지 않으면 오히려 역효과가 날 수도 있다. 특히 비우는 방법은 잘못하면 위험할 수도 있는데, 명상 끝에 비워놓은 마음이 오히려 원하지 않는 생각으로 꽉 찰 수 있기 때문이다. 그래서 많은 사람들이 한 가지로 채우는 명상법을 즐겨 쓴다.

이런 방법을 쓸 때는 한 가지로 마음을 꽉 채우는 데 도움을 주는 화두(話頭, mantra)를 가질 것을 권한다. 화두란 간단한 내용을 가진 간단한 단어를 의미한다. 비, 눈, 바람, 산, 강, 바다, 못, 하늘, 별 등 누구에게나 익숙한 명사로 복잡한 생각을 갈라주는 소재가 적합하며, 생각을 복잡하게 만들 수 있는 단어, 예를 들어 사랑, 사람 이름, 추억 등은 피하는 것이 좋다.

미국 보스턴의 매사추세츠 의과대학 교수인 존 카밧진(Jon Kabat-Zinn) 박사는 사람들의 명상을 돕기 위해 건포도를 입안에 넣고 굴리면서 그 온도와 촉감, 맛과 향을 음미하며 모든 생각을 건포도로 모으는 방법을 고안한 적이 있다. 그러는 동안 생각이 하나로 집중돼 명상 목표에 이를 수 있다.

> 신경안정제를 먹는 거의 모든 사람들은
> 명상법을 사용함으로써
> 약에 대한 의존에서 벗어날 수 있다.

명상법은 스트레스로 인한 각종 생리작용을 풀어가는 데도 도움을 준다. 스트레스는 사람을 힘들고 지치게 하는 고통스런 스트레스(distress)만 있는 것이 아니다. 어느 정도의 스트레스는 살아가는 데 꼭 필요한 요소다. 적당한 긴장감으로 생존을 돕는 긍정적인 스트레스(eustress)도 있다.

운전 중, 맞은편에서 오던 자동차가 갑자기 정면으로 다가드는 경우를 생각해보자. 이 순간, 저 차가 왼쪽에서 오니까 나는 오른쪽으로 피해야겠다는 것을 논리적으로 생각하면서 핸들을 돌리는 사람은 없다. 순간적인 판단으로 충돌을 피하는 것이다. 이는 평소 스트레스로 인해 사고능력이 예민해지고 반사신경이 빠르게 적응됐기 때문에 가능하다. 이것이 생존을 위해 필요한 스트레스의 범주에 들어간다고 할 수 있다. 차가 전혀 다니지 않던 곳에 길이 뚫리면 차에 치어 죽는 야생동물(road kill)이 많이 생긴다. 같은 종류의 스트레스에 아무런 경험이 없는 야생동물에게는 낯선 자동차를 피할 능력이 없기 때문일 것이다.

그러나 현대생활에서의 스트레스는 그렇게 필요한 만큼만 오지는 않는다. 계속해서 연속적으로 온다. 그렇기 때문에 우리의 몸은 스트레스가 통제하는 각종 생리작용(긴장)의 상태에 쉽게 노출된다. 이로 인해 여러 가지 만성질환에 걸리게 되는데, 이를 역으로 풀어가는 작업이 바로 명상법이다.

적당한 명상법을 쓰면, 스트레스를 푸는 데 아주 효과적이다. 신경안정제를 먹는 사람은 명상법만으로도 약에 대한 의존에서 벗어날 수 있다. 신경안정제는 스트레스를 원천적으로 대처하는 것이 아니라 스트레스로 발생한 하나의 결과를 임시로 덮는 것뿐이다. 그러나 명상법으로 스트레스를 직접 대처하면 큰 호랑이와 같은 스트레스를 작은 고양이로 만들어 주머니에 넣고 다닐 수도 있다. 스트레스의 정체를 알게 되기 때문이다.

하버드 의과대학 허버트 벤슨(Herbert Benson) 박사는 명상법이 사람을 좋았던 시절로도 되돌려준다고 주장했다. 즉, 아픈 지금의 상태에서 벗어나 건강했던 시절로 돌아가게 될 수도 있다는 것이다. 벤슨 박사는 위약효과를 예로 들며 이를 '기억된 건강(remembered wellness)'이라고 불렀다.

집단요법이 가진 힘

감정을 깊숙이 숨겨두고 있을 때 병이 생길 수 있음은 이미 앞에서 살펴봤다. 이를 해결하기 위해 숨겨진 감정을 혼자서 발산할 수도 있지만, 상대방의 감정을 잘 들어줄 수 있는 사람이나 모임이 있다면 감정의 해소는 훨씬 자연스럽고 쉽게 이루어진다.

상담자는 남의 숨은 감정을 전문적으로 들어주는 사람이다. 이들은 찾아오는 사람에게 어떤 특별한 답변을 주기보다 그저 듣는 일을 전문적으로 한다. 그들은 내담자의 말이 막힐 때 말길을 터서 유도해주는 정도만 말을 한다. 고민에 대한 결론은 고민하는 당사자에게 유도해낸다. 대개 상담을 받으러 오는 사람은 자신이 가진 해답이 맞다는 확인을 누군가에게 받고 싶을 뿐이다.

힘든 병에 걸린 사람은 같은 병이 있는 사람들끼리 모여 있을 때 서로 위로가 된다. 동병상련(同病相憐)이란 말 그대로 어려운 처지를 이야기하며 서로 이해와 격려를 받을 수 있기 때문이다. 새로운 치료방법이나 약에 대한 정보를 교환하기도 한다. 이것이 바로 집단요법의 한 예이다.

사회에는 각종 단체가 많다. 사람들은 작은 공통점이라도 있으면 이를 묶어서 단체를 만든다. 같은 문제를 가진 사람들끼리는 서로의 입장을 이해하고 격려 받으면서 마음에 쌓인 감정과 문제에 대해 이야기하고 해답을 얻기가 더 쉽기 때문이다.

처음 만난 사람끼리 자기소개를 하면서 상대방의 이런 저런 신상과 함께 어디 출신인지 묻는 것도 같은 이유다. 고향에서 공통점이 없으면 출신학교를 알아보고, 나아가 군대에 대해서도 물어본다. 그랬는데도 여전히 공유할 거리를 찾지 못하면 취미를 묻기도 한다. 어떻게 해서든지 같은 부분을 찾으려고 애를 쓴다. 이렇게 해서 공통점을 하나라도 찾아내면 다음은 서로의 지인을 공유하며 차이를 좁히려고 노력한다. 본능적으로 자기 안에 숨겨진 감정을 풀기 위해 적당한 상대를 찾아 생존을 위한 노력을 기울이는 것이다. 이것은 사회에서 흔히 일어나는 현상이다.

공통점을 찾는 데 가장 좋은 곳은 종교모임이다. 같은 신앙을 가진 사람들 사이에는 어려운 문제를 이해하는 방식이나 그것을 풀어가는 방식에서 상당히 깊은 동질성이 있기 때문에, 서로에 대한 신뢰는 물론 더 깊이 있는 유대감이 형성된다. 서로 기도를 통해 영성 차원까지 연결될 수 있다는 점은, 대개 어떤 이해관계가 수반되는 다른 사회단체에서는 느낄 수가 없다. 이 때문에 특히 종교모임에서 일어날 수 있는 치료효과에 대해 별도의 의학적 연구도 활발히 이루어진다. 즉, '신앙과 건강, 치유효과'에 대한 연구결과가 과학적인 통계수치로 발표되는 것이다.

02
용서하라,
내 병이 낫는다

진정한 힐링은 용서

요즘 '힐링(healing)'이라는 말이 유행이다. 이 말은 원래 상처나 병을 고친다는 뜻이지만, 실제 쓰임은 전통적인 의학적 치료와 차이가 있다. 이와 함께 쓰이는 말로는 '내적치유'가 있다.

현대인은 끝없는 생존경쟁에 시달린다. 스트레스로 인해 정신은 억눌려 생기를 잃고 마음은 계속해서 상처를 입는다. 억압으로 인해 삶에 대한 기쁨보다는 우울함을 더 크게 느낀다. 이러한 정신적 내상을 해소해 평안을 회복하자는 것이 내적치유다.

내적치유를 살펴보기 전에 먼저 알아야 할 것이 있다. 바로 '용서'다. 내적치유가 일어나기 위해서는 무엇보다 타인을 향한 용서가 필수적이다. 자신을 향한 용서가 필요함은 두말할 필요도 없다. 용서가 이루어지지 않으면 내적치유는 불가능하다.

용서에 대한 관심

인류는 용서와 관용에 대해 오래 전부터 많은 관심이 있었다. 그래서 역사적으로 여러 종교는 물론 철학에서도 용서를 다뤘다. 하지만 용서에 대한 학문적 연구가 뜨거워진 것은 최근 들어서다. 1985년 이전까지 용서라는 제목으로 발표된 심리학 연구논문은 다섯 건을 넘지 않았으나 이후 13년 동안 모두 55편에 달하는 관련 논문이 발표되었다. 이제 용서가 하나의 학문으로 주목 받는 것이다.

용서에 대한 관심이 갑자기 높아진 까닭은 무엇일까. 여러 가지 설명이 가능하겠지만, 대표적으로 다음 두 가지의 역사적이면서 사회적인 배경이 있다. 첫째는 공산주의의 몰락이다. 오랜 기간 적대적 관계였던 국가를 용서해야 하는 현실이 눈앞에 다가온 것이다. 둘째는 전 세계적인 인종분쟁과 종교분쟁의 심화다. 미국은

● **용서에 대한 기독교의 가르침**

용서와 관용의 필요성은 여러 경전에 자주 등장한다. 성경을 보면 사람들에게 '이렇게 기도하라'고 한 예수의 가르침이 나온다. 그 가운데 이런 구절이 있다.

"우리가 우리에게 죄 지은 자를 사하여 준 것 같이 우리 죄를 사하여 주시옵고" (마태복음 4장 12절)

이어서 또 이렇게 반복해 가르친다.

"너희가 사람의 잘못을 용서하면 너희 하늘 아버지께서도 너희 잘못을 용서하시려니와 너희가 사람의 잘못을 용서하지 아니하면 너희 아버지께서도 너희 잘못을 용서하지 아니하시리라" (마태복음 6장 14, 15절)

내가 용서받기 위해서는 반드시 남의 잘못을 먼저 용서해주어야 함을 종교에서도 강조하는 것이다.

용서에 대한 연구가 활발해진 이유는
의학적 측면에서 누구를 용서함으로써
정신과 몸의 상처 치유가 가능해짐을 알았기 때문이다.

물론 남아프리카, 북아일랜드, 르완다, 이라크 등에서는 인종분쟁이 생활의 일부가 된 지 오래다. 또한 현재 벌어지는 테러와의 전쟁은 종교분쟁에 그 뿌리가 있다. 관용과 용서에 대한 필요성이 절실해진 것이다.

한국에서도 마찬가지다. 한국의 정치현실은 사색당파로 수많은 문제를 일으킨 조선 500년의 모습을 다시 보는 것 같다. 관용과 용서의 마음이 아니고는 풀 수 없을 만큼 두터운 앙금이 쌓였다.

용서의 치유효과

그러나 그것만이 용서에 대한 연구가 활발해진 이유는 아니다. 의학적 측면에서도 누군가를 용서함으로써 정신과 몸의 상처에 대한 치유가 가능하다는 연구결과가 있다.

이런 용서에 대한 연구결과를 보면 한 가지 흥미로운 현상을 발견할 수 있는데, 용서를 하려면 사랑이 전제되어야 한다는 것이다. 지금까지의 견해에서는 사랑을 종교나 문학에서 다루는 것이 자연스럽고, 심리학 분야에서 학술적으로 다룬다는 것은 다소 생소하다. 그러나 용서와 사랑은 치료와 같은 물리적 유익과 관련해서도 중요한 학술적 연구주제 중 하나다.

용서를 해주었을 때 따라오는 이점들이 있다. 우선 상대방과 정상적인 관계를 재설정할 수 있게 된다. 또한 용서해주지 않을 때의 무거움에서 벗어나 다시 즐거움을 찾을 수 있다. 용서라는 사랑의 힘이 매개가 돼 서로 미워하고 원망하던 사람들의 사이도 좋아지게 된다.

한 부부의 사례는 용서의 의미를 다시 한 번 생각하게 해준다. 30년 결혼생활 끝에 50대에 들어선 부부가 있었다. 그러던 어느 날, 남편이 아내보다 젊은 여자를 만나 이혼을 요구하게 되었다. 아내는 남편이 바람을 피운 사실에 자존심이 상했지만 남편을 용서해줄 생각이었다. 그러나 끝끝내 이혼을 원하는 남편 앞에서 가슴이 아팠지만, 결국 이혼하기로 결심했다. 이후 2년 동안 그녀는 살림을 꾸리기 위해 어려운 시간을 보내며 남자를 원망했다.

여자가 다니는 교회의 목사는 힘들어하는 여자에게 남편을 용서하고 새로운 삶을 시작하라고 여러 번 충고했다. 그러나 그녀는 그를 도저히 용서할 수 없었다. 그러던 중, 남자가 젊은 여자와 헤어지고 그녀가 다니는 교회에 나오기 시작했다. 눈도 마주치지 않으려는 여자에게 남자는 접근하려는 눈치를 보였다. 그러나 여자는 그를 용서할 수 없었다.

그렇게 얼마의 시간이 흐르고, 여자는 남자를 집으로 초대했다. 영문도 모른 채 찾아온 남자에게 여자는 "이제 당신을 진심으로 용서해주겠다. 앞으로 친구로 지내자"는 말을 전한 뒤 그를 보냈다. 그러고 나니 여자는 마음이 가벼워졌다. 그 남자를 미워하는 마음도 없어졌다. 간혹 교회에서 마주치더라도 아무런 부담 없이 눈인사를 할 정도가 되었다. 용서해주기 전의 고통이 사라지면서, 여자는 늦었지만 새로운 인생을 시작하는 기분이 되었다. 늘 찌푸렸던 얼굴이 펴지고 미소도 되찾았다.

누군가를 용서하면서 그 용서를 통해 가장 먼저 구원 받은 것은 바로 자기 자신이었던 셈이다. 용서란 바로 이런 것이다.

용서와 공포의 관계

용서가 인간관계를 원활하게 하고, 마음과 몸을 건강하게 한다는 것은 단순한 가설이 아니다. 과격한 성격이 심장질환에 영향을 미치고, 만성적인 스트레스가 면역성을 떨어뜨린다는 연구결과도 있다.

용서와 생존본능 사이, 즉 용서와 공포 사이에는 어떤 관계가 있을까? 앞에서 뇌의 한 부위인 편도체가 인간의 생존본능 가운데 가장 강력하고 중요한 공포에 어떻게 반응하는지 알아보았다. 만약 용서가 공포와 어떤 식으로든지 상관관계가 있다면, 왜 인간에게 용서가 어려운 일인지도 알 수 있다. 편도체에 기록된 공포는 평생 지워지지 않기 때문이다.

편도체는 자율신경과 안면근육 중추, 다른 근육, 그리고 관절 중추와 연결된다. 심한 공포를 느끼면 편도체의 지시로 몸은 다음과 같은 상태가 된다.

첫째, 놀란 표정과 자세를 취하며 몸이 굳어버린다. 둘째, 위험한 상황에 대비해 싸울 수 있는 모양새를 취하거나 위험을 상대로 싸운다. 셋째, 위험상태에서 되도록 멀리 떨어지려고 하거나 위험으로부터 달아난다.

이와 같은 몸의 변화를 이해해야 스트레스로 오는 여러 가지 몸의 변화에 대해서도 이해하기 쉽다. 인체는 위험상황이 닥치면 이에 반응하게 된다. 일반적으로 위험상태는 오래 지속되지 않고 일시적 현상으로 그친다. 그러나 현대생활에서는 스트레스가 여러 방향에서 반복적으로 오고 계속해서 머물게 된다. 편도체의 작용에 길들여진 사람의 몸은 익숙한 상태에서 벗어나는 것을 거부하는 속성이 있기 때문에 용서를 통한 변화로 옮겨가기가 좀처럼 어렵다.

용서는 나를 위한 선물이다

용서의 다섯 단계

상담심리학 교수인 에버렛 워딩턴(Everett L. Worthington Jr) 박사는 다섯 단계를 거치는 용서의 기술(REACH)을 제안해 유명해졌다. 용서를 위한 첫 번째 단계는 나에게 상처를 준 상대방을 용서하려는 생각이 들어야 한다는 것이다. 다음에는 그를 원망하는 마음과 미워하는 마음에서 벗어나야 하며, 그를 미워하거나 원망하는 동안 내게 오는 부담감에서 벗어나려는 생각이 간절해야 한다. 또한 복수를 하지 않겠다는 스스로의 다짐과 함께 이를 계획적으로 실행하려는 강한 의지가 필요하다. 용서를 해주겠다고 마음먹은 후에는 가슴이 저려오게 마련이다. 이

● 용서의 다섯 단계 REACH

미국 버지니아 커먼웰스 대학의 상담심리학 교수인 에버렛 워딩턴 박사는 살인강도에게 어머니를 잃은 뼈아픈 경험이 있다. 정신적 고통과 범인에 대한 증오를 극복하는 과정에서 용서의 힘을 깨달아, 이를 바탕으로 용서의 다섯 단계를 의미하는 'REACH 이론'을 발표해 세계적인 주목을 받았다.

R(recall the hurt) 상처를 부인하지 말고 최대한 객관적으로 기억을 끌어내라.
E(empathize) 상처를 가한 사람과 입장을 바꿔 생각하라.
A(altruistic) 상대를 축복해 내 안의 자유를 느껴보라.
C(commit) 용서의 결정을 다시 뒤집지 말라.
H(hold on) 용서의 결정에 회의가 생기더라도 그 마음을 유지하라.

과거의 아픔을 푸는 데 효과적인 두 가지 방법이 있다.
과거의 나와 지금의 나가 다름을 인식하는 것,
나와 같은 상처를 겪고 극복한 다른 사람의 이야기를 듣는 것이다.

점을 인식하고 용서가 쉽지 않다는 것을 명심해야 한다.

용서는 선물이다

선물을 줄 때는 무엇을 되돌려 받으려는 생각을 해서는 안 된다. 순수한 마음으로 선물 받는 사람의 행복을 빌어주어야 한다. 용서도 마찬가지다. 용서를 선물로 주고 가해자의 행복을 빌어주는 데까지 가야 한다. 단지 내가 편해지려고 용서를 하는 것뿐이라면 온전한 용서가 될 수 없다. 법에 명시된 사면과 마찬가지로 남이 내게 저지른 잘못을 용서하기로 한 다음에는 아무런 조건이 없어야 한다.

용서 후의 계획

용서는 원하는 대로 잘 되지는 않는다. 마치 내 몸의 일부분을 수술로 떼어내는 듯한 고통과 아픔이 따르기 때문이다. 용서를 위해서는 먼저 '왜 용서를 해야 하는 가'에 대해 스스로 확실히 이해하고 결심이 바로 서야 한다. 용서할 이유를 스스로 받아들이지 못하면 용서는 더욱 어렵다.

용서에 대한 마음이 생긴 다음에는 그 상태가 지속될 수 있도록 상대방과의 관계 회복, 심리 치유 등에 대한 계획을 세워야 한다. 아무런 계획이 없으면 용서 역시 실패할 수 있다. 용서 이후의 계획을 미리 세워 행동으로 옮겨야 용서가 지속적인 효과를 발휘한다. 아무런 계획 없이 무턱대고 "용서한다"고 하는 것은 자신과 상대방에게 더 큰 상처만 줄 수 있다.

상처 받은 이야기꾼

과거의 아픔을 극복하는 데는 두 가지 효과적인 방법이 있다. 하나는 용서에 대해 이해하는 것이다. 용서는 과거에 대한 내 생각과 기억을 새롭게 하는 과정이자 작업이다. 무엇보다 반드시 '과거의 나는 지금의 나와 다른 사람'이라는 것을 알아야 한다.

언젠가 다른 사람으로부터 받은 고통이 시간이 지난 지금까지도 여전히 자신을 괴롭히고 있다면, 상대방이 가해를 지속하지 않는 한 그 고통은 자신의 기억에서 발생하는 것이다. 그러므로 용서는 언젠가 나에게 피해를 입힌 사람을 상대로 그의 무엇을 바꾸는 작업이라기보다는 바로 자신의 두뇌에 맺힌 기억을 스스로 풀어주는 작업이라고 할 수 있다. 이 기억을 스스로 해제함으로써 그 피해에 대한 기억에서 오던 공포와 긴장에서 벗어나 마음의 평화를 얻을 수 있다.

또 한 가지 방법은 나와 같은 상처를 겪은 다른 사람의 이야기를 듣는 것이다. 그 사람은 어떻게 그 상처를 견디고, 나아가 극복할 수 있었는지에 대해 듣다보면 자신의 상처 역시 객관적으로 들여다보게 된다. 상처를 가진 사람의 이야기, 즉 '상처 받은 이야기꾼(wounded story teller)'이 필요한 것이다.

용서를 연구하는 사람들

용서는 전통적으로 종교, 신학, 철학에서 다루던 주제다. 그러나 최근에는 사회학,

내적치유는 반드시 용서가 전제되어야 한다.
내면의 상처는 용서할 수 없는 일에서 비롯되는데,
용서는 그 상처를 치유하기 위한 출발점이기 때문이다.

심리학, 행동과학, 의학에서도 다루기 시작했다. 지금까지 용서가 과학의 초점 밖에 있었다는 사실이 오히려 이상할 정도다. 자세히 들여다보면, 용서는 동서고금을 막론하고 중요한 주제였다. 다만 과학의 관심을 끌지 못했을 뿐이다.

많은 종교들이 이미 용서에 대해 언급했다. 특히 기독교는 용서를 절대적으로 중요하게 생각한다. 용서를 해도 되고 안 해도 되는 것이 아니라, 반드시 해야만 하는 의무로 여긴다. 한 철학자는 다음과 같이 말했다. "사람은 과거를 바꿀 수 없고, 미래를 관리할 수 없다. 그러나 용서를 통해 과거를 바꿀 수 있고, 미래에 대한 희망도 생길 수 있다." 비록 시간을 되돌려 과거를 바꿀 수는 없지만, 용서를 통해 과거의 성격을 바꾸고, 그로 인해 미래에 대한 희망이 생긴다는 말이다. 용서는 미래까지도 바꿀 수 있는 힘이 있다.

요즈음 많은 사람들이 내적치유에 관심을 갖는다. 이 내적치유는 반드시 용서가 전제되어야 한다. 내면의 상처는 용서할 수 없는 일에서 비롯되는데, 용서는 그 상처를 치유하기 위한 출발점이기 때문이다. 용서를 할 때 몸의 병은 물론 마음의 병, 그리고 영혼의 병도 나을 수 있게 된다.

용서를 연구한다

현재 미국에서는 용서에 대한 열정이 대단하다. 용서를 학문적으로 연구하는 '용서학회'가 생겼을 정도다. 1980년대 초반까지만 해도 종교나 신학 이외의 분야에서 용서에 대한 학술 연구, 특히 학술 문헌은 매우 드물었다. 그러다가 80년대 후반이 되면서 용서를 연구하는 학자들이 크게 늘어났다. 주로 사회과학과 행동과학을 연구하는 사람들이 용서에 대한 글을 발표했다. 그동안 소홀했던 용서에 관한 여러 가지 데이터를 수집하면서, 베일에 싸여 있던 용서라는 개념에 빛이 비치기 시작한 것이다.

이 문헌들은 여러 가지 방법으로 작성되었다. 설문조사, 실험실 조사, 스토리텔링, 과학적인 통계과정을 거쳐 만들어진 것들로, 이 방면의 학자들에게 과학적이며 신뢰할 만한 문헌으로 받아들여진다. 이에 대한 연구조사는 앞으로 더욱 늘어날 것이다.

03
자아를 찾는 긍정의 심리학

　　　　　전통적인 심리학은 마음의 어두운 감정(그림자)에서 유래되는 여러 가지 문제점에 대한 연구가 중심이었다. 그러나 20세기 말에 들어서면서 '긍정의 심리학(positive psychology)'이 새롭게 대두되기 시작했다. 긍정의 심리학이란 인간의 마음에 성취할 목표가 설정되고 희망이 있을 때나 긍정적으로 사물을 볼 때, 마음과 몸에 어떤 긍정적인 현상이 생기는지를 연구하는 학문이다. 긍정의 심리학은 심리학 범주에 속하면서 하나의 새로운 학문으로 자리를 잡아가고 있다. 긍정적인 심리학이라는 새로운 학문적 방법으로 사물을 본다는 접근인데, 이미 상당한 성과를 거두고 있다.

　그동안 존재했던 전통적인 심리학이 잘못되었다는 뜻은 아니다. 오히려 전통 심리학에서 부정적인 감정과 이로 인한 문제점에 관한 연구결과가 있었기 때문에 긍정 심리학이 생길 수 있었고, 두 가지가 보완관계를 이루는 데도 도움이 되었다. 인간의 부정적이고 어두운 감정으로 인해 발생하는 공황장애, 특정한 상황에 대한 공포증과 같은 정신질환은 약물치료를 하지 않더라도 심리요법으로 완치될 수 있으며, 우울증도 중증이 아니면 심리치료만으로 큰 효과를 볼 수 있을 정도로 기

마음에 성취할 목표와 희망이 있을 때
마음과 몸에 긍정적인 현상이 일어나는 것을 연구하는
'긍정의 심리학'이 새로운 학문으로 대두하고 있다.

존의 심리학은 큰 업적을 이루었다.

그러나 이런 정신질환에서 벗어나도 그 자리가 만족이나 행복으로 자연스럽게 채워지지는 않는다. 넘어진 사람을 일으켜주었다고 해서 그 사람이 반드시 혼자 설 수 있거나 다시 넘어지지 않는다고 보장할 수 없는 것처럼 말이다. 실제로 대부분의 경우, 부정적 심리를 제거한 자리는 텅 빈 채로 방치된다. 그러므로 그 빈자리에 다시 부정적 감정이 들어찰 수 있으며, 부정적 감정만이 채우고 비워지기를 반복하다보면 타성에 빠져 완전히 벗어나기 어려워질 수도 있다. 가장 좋은 것은 하나의 정신적인 질병에서 벗어나 비워진 자리를 긍정적인 마음으로 채워주는 일이다. 그러므로 전통적 심리학이 어떤 사람에게서 부정적 감정, 즉 그림자를 제거하는 것을 주요 과제로 삼았다면, 지금은 그것을 제거하고 남은 빈자리에 긍정적 감정을 심는 일을 또 하나의 과제로 여기고 풀어가야 한다.

낙관주의를 선택하라

덜 슬퍼하고, 덜 걱정하고, 화를 덜 내는 기술이 있다고 하더라도 그 자체로 행복해지지는 않는다. 술을 마신다고 행복해진다는 보장은 없고, 좋아하는 음악을 듣는다고 해서 누구나 저절로 행복해진다고 볼 수도 없다. 그렇다면 과연 행복해질 수 있는 길과 방법은 어디에 있을까? 행복해지려면 이를 위한 기술을 따로 배워야 한다.

　분명한 점은 긍정적인 감정을 갖는 횟수가 늘고 그 시간이 길어질수록 사람은 행복에 가까워진다는 것이다. '긍정의 심리학'으로 이에 대한 답변을 얻을 수 있다면, 이는 완전히 다른 차원의 새로운 길과 방법이 될 것이다. 모든 사물과 사건을 긍정적 관점으로 바라볼 수 있게 되면, 그 자체만으로도 새로운 발전이라고 할 수 있다.

낙관주의 훈련하기

본래부터 낙관적인 사람은 긍정적인 마음으로 돌아가기가 비교적 쉽다. 그러나 태생적으로 낙관적이지 않은 사람은 낙관주의에 대해 새롭게 배워야만 한다. 질병에서 벗어난 자리를 낙관주의로 채울 수 있다면 행복을 느끼게 될 것이다. 물론 그 길은 결코 쉽지 않다. 긍정적인 감정을 찾아낸 다음에 그것을 풍성하게 증가시킬 수 있는 기술까지 배운다면, 인생은 즐거움과 행복으로 가득 차게 될 것이다.

　진정한 삶을 누리려면, 자신에게 어떤 재능이 있는지, 또 어떤 장점이 있는지 먼저 알 필요가 있다. 그 다음 장점에 적합한 경험으로 행복과 즐거움을 찾을 수 있다. 숫자에 밝은 사람이 계리사나 은행원이 되고, 수학에 재능을 가진 사람이 설계사나 천문 연구원이 된다면, 그는 자신의 일에서 즐거움과 보상을 동시에 얻을 수 있으며, 적성에 맞지 않는 일을 하는 사람들에 비해 상대적으로 행복한 삶을 찾게 된다.

　긍정의 심리학이나 낙관적 사고방식은 인생을 긍정적으로 바꿔주면서 인생의 뜻을 찾는 데에도 도움을 준다. 누구에게나 똑같이 주어진 인생을 어떻게 꾸며갈

> 긍정적인 사람들은 사회생활도 성공적으로 이끌어갈 뿐 아니라, 비관적인 사람들에 비해 건강과 수명에서도 좋은 결과를 보인다.

지는 온전히 자신만이 결정할 수 있는 일이다. 한 편의 비극으로 꾸며갈 수도 있고, 한바탕 즐거움 가득한 인생으로 꾸려갈 수도 있다. 일단 행복과 즐거움이 가득 찬 인생으로 목표를 정했다면 당연히 이에 필요한 기술을 배워야 한다.

낙관적 관점, 비관적 관점

어떤 일을 당했을 때, 이것은 내 잘못이며 내가 하는 일은 언제나 그저 그렇고 항상 실패로 끝난다는 생각을 가진다면 이는 비관적인 관점이다. 반대로 이것은 내 잘못이 아니며, 문제는 언제든 생길 수 있고, 이런 일이 단지 일시적인 현상에 지나지 않는다는 생각은 낙관적인 관점이다. 비관적이거나 낙관적인 관점에는 각기 어떤 패턴이 있다. 거의 모든 상황에서 비관적으로 생각하는 사람이 있는가 하면, 인생 자체를 낙관적으로 생각하면서 사는 사람도 있다.

두 가지의 상반된 입장이나 생각에는 어떤 식으로든 각각의 결과가 따라오게 된다. 비관적인 사람들은 쉽게 포기하고 우울증에 빠지는 반면, 낙관적인 사람들은 학교, 직장, 운동경기에서도 더 좋은 결과를 나타낸다. 긍정적인 사람들은 비관적인 사람들에 비해 사회생활뿐 아니라 건강 면에서도 더 좋은 결과를 보인다. 긍정적인 사람들은 인생의 만족과 행복을 상대적으로 더 자주 맛보고, 수명에서도 비관적인 사람들보다 훨씬 더 좋은 결과를 보인다.

매번 선거철이 되면 흑색선전으로 상대 후보를 낙선시키려는 일이 비일비재하다. 내가 잘해서가 아니라 상대방을 낙선시킴으로 선거에서 이기려는 작전이다. 그러나 결과를 자세히 들여다보면, 결국 긍정적인 사상을 가지고 긍정적인 메시지를 보내는 후보자가 대부분 이긴다.

비관적이거나 낙관적인 성격이 그 사람의 입장에 운명처럼 정해져 있는 것은 아니다. 누구든 마음먹기에 따라 비관적인 입장에서 벗어나 낙관적인 삶으로 바뀔 수 있다. 이런 성향을 타고난 사람들은 소수이고, 대개는 낙관의 기술을 통해 낙관주의자로 변한다.

오르막내리막 인생

사람의 일생은 시간적으로 대칭의 구조를 띤다. 갓 태어난 아기가 할 수 있는 일은 젖 빠는 일과 우는 일밖에 없다. 나머지는 온전히 엄마의 돌봄을 받아야 한다. 갓난아이는 잘 보지도 못하고, 움직이지도 못한다. 가끔 팔다리를 움직이기는 하지만 의식한다기보다 목적 없이 움직이는 것처럼 보인다. 그러다가 걷기 시작하고 말하기 시작하면서 자신을 찾아가게 된다. 성장하면서 키도 크고 몸집도 커진다. 근육의 힘도 세질 뿐 아니라 그 근육을 이용해 어려운 일들을 처리하게 된다. 운동능력, 언어능력과 함께 인식기능도 점차 발달해 한 사람의 독립적이고 균형 잡힌 성인이 되는 것이다.

그러나 성년기의 일정한 시간이 지나면 사람은 점차 독립적인 능력을 상실해간다. 기억력과 집중력이 쇠퇴해 지적능력이 떨어지며 근육과 골격은 쇠약해져 운동능력이 다시 감소한다. 죽기 1년 전부터는 갓난아이가 발달해가는 모습을 반대로 보는 듯한 현상이 나타난다. 젊었을 때보다 키도 줄고, 언어능력도 떨어지며, 먹는 것 역시 자유롭지 못하다. 돌아다니는 시간보다 한자리에 머무는 시간이 늘어나

> 비관적인 입장은 필연적으로 무기력감을 초래한다.
> 이는 실제로 몸을 무기력하게 만들고
> 비관적인 입장을 더 악화시킨다.

고, 자리에 누워 보내는 시간도 점점 늘게 된다. 심한 경우에는 기저귀를 차는 모습마저도 갓난아이 때를 닮는다.

어떻게 보면 한 줄의 끝에서 줄의 다른 끝을 향해 가는 것이 인생이다. 줄의 중간에서는 자신이 하고 싶은 일을 하면서 그 결정도 본인 스스로 내리면서 살아가지만, 양 끝으로 갈수록 반대로 의존적인 것이 인생의 구도다.

낙관주의를 선택하라

이렇듯 살다보면 태생적 조건이나 정치사회적 현실 등 자기 선택과 무관하게 받아들여야 하는 통제조건들이 있다. 스스로 행동을 선택·통제하는 자율적인 삶이 이상적인 모습이라면, 이러한 권리를 행사할 수 있을 때 굳이 비관주의를 선택할 필요가 있을까.

인생에는 선택해야 할 수많은 사건들이 있다. 아무리 주변 여건이 허락하지 않더라도 최종 결정은 본인이 내려야만 한다. 이때 인생의 수많은 사건들을 낙관적으로 볼 수 있다면, 이를 전제로 선택하는 삶의 결과는 즐거움과 행복으로 나타나게 될 가능성이 높다. 비관보다는 낙관에 더 많은 에너지와 긍정적 요소들이 있기 때문이다.

비관적인 입장은 필연적으로 무기력감을 초래한다. 무기력감에 휩싸이면 스스로 아무것도 할 수 없다는 생각과 함께 실제로 몸이 무기력해지면서, 비관적인 입장이 한층 더 악화되는 결과로 이어진다. 비관적인 사람은 주어진 환경을 탓할 수도 있다. 환경이 나타나는 결과에 영향을 줄 수는 있겠지만, 그 환경이 나의 의도에까지 영향을 미치고 지배하도록 내버려두지는 말아야 한다. 나의 의도는 온전히 자신의 통제 아래 있기 때문이다.

비관주의의 우울한 결과

비관주의의 종착역, 우울증

비관주의의 최고봉은 우울증이다. 우리는 우울증이 전염병처럼 번지는 시대에 살고 있다. 통계에 의하면, 현대인은 50년 전의 사람들보다 열 배나 많이 우울증에 시달린다. 그중에서도 중증 우울증은 자살로 이어지는 경우가 많다. 현대인의 자살이 점점 늘어나는 가장 중요한 원인으로 우울증이 꼽히며, 노인층이 늘어나면서 이런 현상은 더욱 두드러졌다.

우울증은 정신분석적인 면으로 볼 수도 있고 생리적인 면으로 볼 수도 있다. 정신분석적인 접근은 주로 우울증 환자의 부족함, 즉 환자의 내면 문제를 강조하는 면이 강하다. 반면 생리적인 면에서는 뇌 기능 저하를 원인으로 지적한다. 따라서 정신분석에서는 심리상담이, 생리적인 면에서는 항우울증약을 이용한 치료가 병행된다.

우울증은 대개 완치가 어려워 보이는데, 이는 치료로 우울증에서 벗어나더라도 다시 발병하는 예가 많기 때문이다. 드물기는 하지만 유전에 의한 심한 우울증은 지속적인 외부 도움이 필요한 경우도 있다. 심리상담이나 항우울증약은 우울증을

> 현대인은 50년 전의 사람들보다
> 열 배나 많이 우울증에 시달리는데
> 이는 정신적인 부분과 생리적인 부분 모두 관계가 있다.

벗어나는 데 도움이 되지만, 스스로 우울증에 다시 빠지지 않으려는 강한 동기와 이에 따른 이해가 없다면 계속해서 외부의 도움이 필요하게 된다.

  항우울증약은 비교적 중독성이 없다. 일반적으로 항우울증약을 복용하더라도 황홀감과 같은 중독성 느낌은 초래하지 않는다. 그래서 증상이 나아진 환자가 스스로 약 복용을 끊는 경우가 많은데, 대개는 약을 끊은 뒤 또 다시 우울증으로 빠지게 되는 것이 보통이다.

  항우울증약을 복용하던 환자가 우울증에서 벗어나게 되면 본인 스스로 얻은 결과라는 생각보다는 약을 복용했거나 심리상담을 받았기 때문이라는 생각이 더 클 수 있다. 우울증에서 벗어나기 위해 본인은 어떤 노력을 했는가에 대해 자신에게 줄 수 있는 점수가 전혀 없는 것이 보통이다.

  그렇다면 우울증에 대한 근본적인 대책은 무엇일까? 다음 질문에 대해 한번 생각해보자. 우울증은 특정한 병이기보다는 기분이나 비관주의적인 생각과 관련 있는 것은 아닐까? 그에 대한 답을 얻게 된다면 우울증에서 벗어날 수 있는 근본적인 대책을 모색할 수 있을 것이다.

행복을 위한 낙관주의

비관적 또는 낙관적인 생각과 입장이 건강에 미치는 영향은 건강에 미치는 다른 요소들과 대등할 정도로 심각하다. 건강에 영향을 미치는 것으로 알려진 전통적

비관적 또는 낙관적인 사고방식이 건강에 미치는 영향은
유전, 식습관, 운동, 생활환경 등
다른 요소들의 영향과 대등할 정도로 중대하다.

인 요소들은 유전, 식생활, 생활습관, 운동, 환경적인 요소 등 여러 가지다. 여기에 그 사람이 어떤 사고방식이 있는지가 중요한 요소로 추가될 수 있다.

건강에 대한 올바른 생각 자체가 건강에 미치는 긍정적인 영향이 있다. 비관적인 생각을 가진 사람들에 비해 낙관적인 생각을 가진 사람들은 감염에 대한 저항력이 더 강하다. 면역성이 올라가면서 신체적으로 더 건강해진다. 비관적인 사람들에 비해 낙관적인 사람들의 수명도 더 길다.

낙관적인 사고방식은 부정적인 생각이나 비관적인 사고방식의 반대 개념이 아니다. 부정적이거나 비관적인 입장에서 벗어났다고 해서 자동적으로 낙관적으로 되는 것도 아니다. 몸의 건강뿐 아니라 마음의 건강을 위해서도 낙관주의적인 사고방식과 생활양식을 배우는 것이 행복한 삶에 좀 더 가까이 다가가는 길일 것이다.

무기력감을 극복하라

아래의 이야기는 무기력이 사람에게 어떤 영향을 미치는지 잘 보여준다.

임파종에 걸려 치료 받으며 고생하는 열 살 남자아이가 있었다. 이 소년은 방사선치료와 항암치료를 받고 있었으나 치료가 잘 되지 않는 상태였다. 부모와 담당 의사는 소년의 어두운 앞날을 마음 깊이 걱정했지만, 소년은 오히려 부모와 담당

의사의 마음을 격려해주며 희망을 버리지 않았다.

소년의 이야기는 멀리 떨어진 곳까지 전해졌다. 그래서 이 방면의 전문가로 알려진 한 의사는 소년이 사는 곳 근처에서 열리는 세미나에 참석하는 길에 병원에 들러 소년을 진찰하기로 했다. 그 소식을 들은 소년은 밝은 표정으로 그날만을 기다렸다.

하지만 불행히도 도착 당일, 공항에 안개가 너무 심하게 끼는 바람에 의사가 탄 비행기는 다른 도시에 착륙할 수밖에 없었다. 의사는 끝내 이 열 살 소년을 만나지 못했다. 소년은 크게 실망했다. 항상 희망에 차서 실망하는 모습을 보여준 적이 없었던 소년이 실의에 빠지자 주변 사람들의 걱정은 더욱 커졌다. 이튿날, 소년은 갑작스런 고열과 폐렴 증상을 보이다가 결국 저녁을 넘기지 못하고 사망했다.

무기력과 방어능력

미국의 심리학자 매들런 비신타이너(Madelon Visintainer)는 무기력증이 몸에 미치는 영향을 밝히기 위해, 쥐에게 종양을 테스트하는 동물실험을 실시했다. 실험실 쥐를 세 그룹으로 나눠 한 그룹(A)은 도망갈 수 있는 장치에 묶은 후 전기 쇼크를 주었고, 두 번째 그룹(B)은 도망갈 수 없는 장치에 묶은 후 전기 쇼크를 주었으며, 세 번째 그룹(C)에는 전기 쇼크를 주지 않았다.

그런 다음 세 그룹의 쥐들에게 쥐의 육종을 적당량 주입해 암으로 발전하는 과정을 관찰했다. C그룹에서 육종이 착상해 암으로 발전한 비율은 50%로, 나머지 절반은 세포가 육종 착상을 거부해 살아남았다. 이에 비해, 전기 쇼크를 피할 수 있었던 A그룹에서는 70%가 육종 착상을 거부했고, 전기 쇼크를 피할 수 없었던 B그룹에서는 단 27%만이 육종착상을 모면했다.

이 세 그룹에게 주어진 다른 조건(음식, 공기, 조명 등)은 아무것도 없었다. 유일한 차이는 주어진 조건에 따라 쥐들이 새롭게 터득한 생활태도뿐이었다. A그룹은 스스로 노력하면 전기 쇼크에서 달아날 수 있음을 터득했고, B그룹은 아무리 노력해도 달아날 수 없다는 무기력감에 적응된 것이다. 다른 연구자들도 이와 비슷한 내용으로 종종 실험을 진행했는데, 그 결과는 언제나 유사했다. 즉, 무기력감이 암의 성장을 촉진할 수 있다는 것이다.

유년기에 배운 무기력감

비신타이너는 이 실험을 발전시켜, 어려서 형성된 무기력감은 유년기 이후의 건강에도 영향을 미치는지 측정했다.

이번에는 어린 쥐들을 도망갈 수 있는 그룹과 도망갈 수 없는 그룹으로 나눠 전기 쇼크를 경험하게 했다. 어린 쥐들이 다 자란 다음 이들에게 각각 암세포를 주입하고 살핀 결과, 어렸을 때 무기력을 습득한 쥐들은 성년기에 가해진 암에 역시 취약한 모습을 나타냈다. 동물실험이기는 하지만 어렸을 때 배운 무기력감은 성인이 된 다음까지도 영향을 줄 수 있음을 보여준 것이다.

무기력에서 낙관주의로

이 동물실험에서처럼 무기력은 어떤 경험을 통해 형성된다. 실험실에서는 의도적인 방법으로 학습될 수도 있다. 무기력이 학습될 수 있다면, 낙관주의도 훈련으로 배우는 것이 가능하다. '학습된 낙관주의(learned optimism)'는 일상에 활력과 행복감을 높이는 데 효과적이며 여러 실험에서는 건강장수에도 효과가 있는 것으로 나타났다. 유펜 대학교의 저명한 심리학자 마틴 샐리그먼(Martin Seligman)은

> 간단한 책임과 선택권이 주어진 노인들은
> 그렇지 않은 노인들보다
> 훨씬 활기차고 행복감도 높아졌다.

40명의 암 환자에게 낙관주의를 훈련시키면서 면역 살상세포의 활동이 크게 활발해지는 것을 발견했다. 이 살상세포들은 암세포뿐 아니라 인체에 침입하는 다른 바이러스나 박테리아에 대해서도 활발한 살상능력을 나타냈다.

책임감 부여하기

행복에 영향을 미치는 또 다른 요소는 책임과 통제다. 유명한 심리학자인 엘렌 랭거(Ellen Langer)와 주디 로딘(Judy Rodin)이 실시한 연구조사에서 그 역할을 확인할 수 있다. 한 양로원에 거주하는 노인을 두 그룹으로 나눠 이들에게 서로 다른 책임과 통제를 부여한 후 건강상태에 어떤 변화가 있는지 18개월에 걸쳐 조사·비교한 것이다.

먼저 아래층에 사는 노인들에게는 매일 다음날의 아침식사 메뉴를 고르도록 해, 이튿날 선택한 대로 식사를 제공했다(통제의 부여). 또한 화초를 나눠주면서 정해진 날에 적당량의 물을 주도록 하는, 비교적 간단하지만 책임이 요구되는 일도 부탁했다. 한편, 위층에 사는 노인들에게는 아침식사 메뉴를 특별히 선택하지 않도록 하고 미리 정해진 대로 제공했다. 그리고 마찬가지로 모두에게 화초를 나눠주었지만, 정해진 날에 직원들이 물을 주기 때문에 아무 일도 할 필요가 없다고 알려주었다(통제의 미부여). 아래층 노인들에게는 새로운 작업에 대해 격려하는 의미로 간단한 상품이 주어졌다. 위층의 노인들에게는 똑같은 상품이 아무런 조건 없이 제공되었다. 노인들을 간단한 책임과 통제가 따르는 그룹과 책임과 통제가 없는 그룹으로 나눈 것이다.

18개월이 지난 후 연구조사 팀은 통제와 책임을 부여받은 아래층의 노인들이 예전보다 더 활기차고 행복감이 올라간 것을 확인했다. 아래층에 사는 노인들의 사망률이 위층에 사는 노인들에 비해 낮아진 것도 관찰되었다. 연구팀이 조심스럽게 내놓은 결론은, 책임과 통제가 사람을 살리는 반면 무기력감은 사람을 죽음으로 이끌 수도 있다는 것이다.

04
삶에 대한 애정을 회복하라

공포와 외로움, 부정과 원망, 이런 감정들은 암을 진단 받은 사람에게서 진단 직후에 나타나는 공통적인 감정이다. 여기에는 암에 대한 적대감과 두려움, 그리고 그것에 맞서 자기 생명을 지켜내야 할 당사자로서의 고독한 감정이 복잡하게 깔려 있다.

  동양고전인 손자병법*을 보면 '적을 알고 나를 알면 백번 싸워 백번 이길 수 있다'는 말이 나온다. 싸움을 시작할 때는 누구나 반드시 이기기 위해 싸운다는 의지와 신념이 있을 것 같지만, 실제로는 그렇지 못한 경우도 허다하다. 반드시 이기려고 마음먹은 사람은 먼저 승리를 위한 모든 준비를 갖춘다. 만일 잘 싸우기 위한 준비를 제대로 갖추지 않은 사람이라면 그가 반드시 이길 의지가 있는지 의심해봐야 한다. 싸움의 준비는 내가 극복할 대상을 연구하는 것만으로는 부족하다. 싸움의 주체인 자기 자신에 대해서도 잘 알아야 한다. 적을 알고 나를 아는 것, 즉 지피

---

* **손자병법** 필승의 병법 원리를 담은 중국 춘추전국시대의 저작. 적과 나를 먼저 파악한 뒤, 그 결과 ①내가 적보다 강한 경우 ②적과 나의 힘이 비슷한 경우 ③내가 적보다 약한 경우에 각각 적용할 수 있는 효과적인 전술전략을 기술했다.

> ● 암 환자의 심리 변화 5단계 모델
>
> 암의 확정 진단을 받은 사람들에게서 전형적으로 나타나는 심리 변화의 유형이 있다. 1969년 미 시카고 대학의 정신과 의사 퀴블러로스가 정리한 것으로 '비통의 다섯 단계'라고 불린다. 그 변화의 단계는 다음과 같다.
>
> ① 부정(denial) → ② 분노(anger) → ③ 타협(bargaining) → ④ 우울(depression) → ⑤ 수용(acceptance)

지기(知彼知己)한 뒤에라야 적과 나의 장단점을 꼼꼼히 비교해 그에 걸맞은 필승 전략을 세우고 계획에 따라 효율적으로 싸울 수 있기 때문이다.

생사의 문제를 놓고 질병과 힘을 겨루는 투병생활도 마찬가지다. 많은 사람들이 질병을 극복하기 위해 병에 대한 연구는 하면서도 그 상대인 자기 자신에 대해서는 잘 모른 채 투병생활을 시작한다. 무엇이 승리인지, 그 목표나 개념조차 제대로 없는 경우도 있다. 이런 상황에서는 병세를 주도적으로 이끌어갈 수 없으며, 상대에게 이리저리 끌려 다니다가 완전 녹초가 되어 포기를 선언할 가능성이 높다.

암을 이기려면 먼저 자기 자신을 직시하고, 자신에 대한 이해를 높임으로써 자신을 더욱 강하게 할 방법을 찾아야 한다. 병세는 약화시키면서 자신을 강화시키는 것은, 지금까지 암에게 지배당하던 전세를 역전시켜 마침내 암의 영향에서 벗어나기 위한 좋은 전략이 될 수 있다. 자신을 찾는 훈련을 시작하는 데 효과적인 몇 가지 방법이 있는데, 여기서는 그 방법들에 대해 살펴보자.

암을 이기려면 암에 대한 연구만이 아니라,
자기 자신을 직시하고 스스로를 이해하는 노력도 필요하다.

존재의 순간을 경험하라

'존재의 순간(moment of being)'이란 말은 영국의 작가 버지니아 울프(Virginia Woolf)가 쓴 말이다. 사람의 일상은 굳이 의식하지 않아도 할 수 있는 일들로 채워진다. 습관적으로 먹고, 마시고, 일하고, 자고, 잡담을 나누는 것은 자기 '존재'에 대한 인식이 없어도 가능한 일이다. 이런 시간을 '존재를 의식하지 않는 시간', 즉 '비존재의 시간들'이라고 한다면, 자신의 존재에 대해, 그리고 존재의 실체에 대해 온전히 느끼는 순간은 그보다 특별하다. 이러한 순간들을 가리켜 버지니아 울프는 '존재의 순간'이라 이름 붙였다. 어떤 충격이나 깨달음, 혹은 강한 영감으로 불현듯 계시 같은 것을 느끼는 순간이다. 이런 순간에는 자신의 존재에 대한 깊은 각성을 경험하게 된다.

어렸을 때 사진

사람은 세 살 정도 되어야 어느 정도 자아의식˙이 생긴다고 한다. 자신의 존재에 대한 의식이 생기고 난 다음부터 인생의 경험이나 기억이 자리 잡기 시작한다. 사람에 따라 시기는 다르지만, 누구나 어렸을 때의 기억이 어렴풋이 남아 있게 마련

˙ **자아의식** 타인과 구별되는 자기에 대한 의식. 자의식, 자기의식과도 같은 말이다.

이다. 다섯 살, 세 살, 혹은 더 어렸을 때의 기억과 함께 그 때가 담긴 사진까지 볼 수 있다면, 기억은 좀 더 선명하게 나타난다.

심리학에서는 어렸을 때의 경험과 기억이 성장과정을 거쳐 성인이 된 다음까지도 강한 영향을 끼친다고 말한다. 성격 형성은 물론 설명이 어려운 질병까지도 어렸을 때 겪은 일의 영향을 받을 수 있다. 유전인자는 타고나지만, 그 유전인자가 표현되려면 적합한 환경과 만나야 하는데, 환경에는 음식, 주거환경, 날씨와 같은 가시적인 것이 있는 반면, 어렸을 때의 경험, 특히 학대와 같이 가시적인 근거가 없는 요소도 있다.

음식, 주거환경, 날씨처럼 눈에 보이는 환경은 바꾸기 쉽다. 그러나 보이지 않는 요소인 어렸을 때의 경험은 스스로 드러내지 않으면 알 수 없고, 따라서 바꿀 수도 없다. 그런 의미에서 어릴 때 사진은 감춰진 경험을 드러내는 데 도움이 된다.

어렸을 때의 사진을 보면, 언제 촬영된 건지 그 시기를 알 수 있다. 정확하지는 않더라도 대략적인 시기 정도는 파악이 가능하다. 연대를 알면, 당시의 시대상도 그려볼 수 있다. 50년대를 거친 한국인이라면 누구나 겪었던 전쟁의 비참함과 전후의 가난한 생활은 물론 당시의 가족상태가 어땠는지 그때의 상황을 쉽게 떠올릴 수 있을 것이다. 학교생활, 당시의 친구나 주변 사람들과의 인간관계 등 상당히 자세한 기억까지도 기억의 수면 위로 끌어올릴 수 있다.

살다보면 즐거운 기억도 있지만, 기억하고 싶지 않은 상처도 생기게 된다. 상처 받은 기억 중에 까맣게 잊었던 내용이 아직도 아픔을 가져오는 원인으로 작용한다면 어떻게 해야 할까. 혹시 현재 내 아픔이 당시의 상처와 연결돼 있지는 않은지 알아봐야 한다. 내가 가진 아픔의 전체, 아니면 일부분이라도 어렸을 때의 상처에서 온 것은 아닌지 알 수 있다면, 어떻게든 대책을 세울 수 있다. 상처는 하나 이상

> 상처 받은 기억이 아직도 내면에서 질병의 원인으로
> 작용하고 있다면, 그 연결고리를 끊거나 풀어주어야 한다.

일 수도 있지만, 그 이상일 수도 있다. 상처가 몇 개든지 만약 그 상처들이 현재의 아픔과 연결돼 있다면 그 연결고리를 끊거나 풀어주어야 한다.

나에게 속한 시간

유명한 영국인 작가 하틀리(L. P. Hartley)의 소설 〈중매인(The Go-Between)〉은 다음과 같은 구절로 시작한다. "과거는 다른 나라다. 그곳의 사람들은 다르게 산다(The past is a foreign country : they do things differently there.)." 이 구절은 매우 유명해서, 이 작품이 영화와 오페라로 재탄생된 계기가 되었다.

대략적인 줄거리는 주인공 레오 콜스톤이 노인이 되어 1900년대 영국의 어떤 마을에서 일어난 자신의 어린 시절을 회상하는 내용이다. 현재와 과거를 오가는 기발한 착상도 뛰어나지만, 과거는 나에게 속한 것이 아니라 하나의 '객관적인 존재'로 나와 대화를 나눌 수 있다는 설정이 독특하다. 과거는 하나의 참고사항이지 그것에 얽매일 아무런 가치가 없는 것이라는 생각이 마음 깊이 다가온다.

다른 나라에 대한 지식은 완전할 수 없다. 정보는 단편적이며, 그나마도 사실과 다르게 왜곡될 가능성이 높다. 그토록 불완전한 다른 나라의 지식에는 연연할 필요가 없다. 과거 역시 마찬가지다. 무엇 때문에 과거에 얽매인 생각으로 현재의 삶에 구김살을 주어야 할까. 그렇게 대단하지 않은 과거라면, 떨쳐버리는 것이 마땅하다. 만일 떨쳐낼 방법을 모른다면, 반드시 그 방법을 찾아봐야 한다.

> 편안함이란 주관적 느낌에 의한 판단에 가깝다.
> 다른 사람의 시선과 일치하지 않더라도,
> 나에게 만족을 준다면 그것이야말로 행복이다.

내가 지나온 시간이라고 반드시 나에게 속했다고 생각할 필요는 없다. 원래 시간이란 공간과 같이 있으므로 시공은 함께 이해해야 의미가 있다. 또한 그 시간과 공간 속에 내가 포함되어야 비로소 나에게 의미 있는 시공간이 된다. 나라는 주체가 같이 있어야 사건이 생기고 이에 대한 기억이 생기는 것이다. 그런데 지금의 나는 과거가 아니라 현재에 있다. 그렇다면 더 이상 내가 존재하지 않는 과거란, 의미 없는 기억 속의 한 부분일 따름이다.

나를 편안하게 하는 것들

여행 다닐 때 베개를 갖고 다니는 사람들이 있다. 잠자리가 바뀌면 쉽게 잠들지 못하는 사람들이 있는데, 익숙해서 편안함을 느끼게 하는 베개만 있으면 어디서든 잠을 잘 수 있기 때문이란다.

사람에 따라 마음의 평안을 느끼는 물건은 다르다. 편안한 속옷부터 시작해서 편안한 목소리, 애완동물, 자동차, 소파, 기후와 절기, 심지어 비서나 배우자에게 편안함을 느끼기도 한다. 마음이 편안해지는 책이나 글, 편안함을 느끼게 하는 이웃, 정치, 정부, 또는 기억만 떠올려도 마음 편한 추억도 있다.

그래서 사람들은 낡았지만 편안한 옷을 고집하기도 하고, 유행에 뒤떨어졌지만 특정 장신구를 절대 떼어놓지 않기도 한다. 편안한 남녀관계는 좋은 결과를 가져올 수 있고, 편안한 산책길은 걷는 것만으로도 즐거움을 넘어 마음을 편안하게 해주며 창조의 힘을 유지시켜주기도 한다.

이런 편안함은 객관적 기준보다는 주관적 느낌에 의한 판단에 가깝다. 다른 많은 사람의 시선과 일치하지 않더라도, 나에게 만족을 준다면 그것이 바로 편안함이다. 편안한 것을 선택하고 그것과 함께 생활할 수 있다는 것은 행복이다.

이렇게 편안한 내 자신을 발견하게 될 때, 긴장보다는 이완, 조급함보다는 여유, 초조함보다는 느긋함, 새우잠보다는 깊은 잠을 누릴 수 있을 것이다. 침실이 아무리 어지럽더라도 내가 편안하다고 느끼면 아무 불편 없이 잘 수 있지만, 아무리 잘 정리된 침실이라도 편안함이 느껴지지 않으면 좋은 잠을 잘 수 없다. 이렇듯 편안함이란 객관성보다는 주관적인 관점에서 결정된다.

음식도 편안함을 느끼게 하는 또 다른 요소다. 배가 고플 때 음식을 먹으면 포만감과 함께 행복을 느낄 수 있다. 배고픔은 생명에 위협이 되는 반면 포만감은 충족과 생존을 의미하기 때문이다. 적당한 음식물은 편안함과 동시에 건강과 행복에 필수품이다.

적당한 운동 역시 사람을 편안하게 해준다. 운동을 전혀 하지 않거나 너무 과격하게 하면, 건강에도 좋지 않고 몸도 불편을 느낀다. 편안한 운동은 몸뿐 아니라 마음도 편안하게 한다. 편안한 마음과 몸은 사람을 건강함으로 이끌고, 불편한 상태는 건강과 거리가 멀어지게 한다.

스트레스의 명암

사람이 살아 있는 한 어느 정도의 스트레스는 피할 수 없다. 적당한 스트레스는 신진대사를 원활하게 만들어주면서 생명을 유지하는 데도 필요하다. 그러나 과도하면 문제가 된다. 스트레스 반응이 생기면 여러 가지 부정적인 생리작용으로 이

스트레스를 이완시키는 방법으로는
명상법, 점진적 근육이완법, 유도영상법 등
여러 가지가 있다.

어지게 된다. 혈압과 혈당이 올라가고, 근육과 심장에 부담을 주며, 소화기능과 면역기능에 역작용을 하면서 건강을 해치게 된다.

한편, 편안함은 스트레스 반응을 이완 반응으로 만들어준다. 이완 반응은 스트레스 반응에서 오는 여러 가지 생리적 긴장상태를 역으로 풀어주는 반응이다. 대표적으로 명상법, 점진적 근육이완법, 유도영상법 등으로 얻을 수 있다. 편안함을 추구한다는 것은 결국 스트레스로 올 수 있는 상태를 이완시키면서 건강에 유리한 상태를 추구하는 것이다.

병에 걸렸을 때의 심리 단계

비행기 여행을 할 때 불안한 것 중 하나는 타고 있는 비행기 조종사 손에 내 안전을 맡길 수밖에 없다는 점이다. 지난밤에 부인과 싸우지는 않았을까, 인간관계에 문제가 생겨 우울증이라도 생기진 않았을까 등 모르는 사람에게 내 운명을 오롯이 맡긴 채 하늘에 떠 있는 상황이 편치만은 않다. 실제로는 자동차 여행이 비행기 여행보다 훨씬 더 위험하지만, 자동차는 최소한 내 손으로 운전할 수 있다는 점에서 마음이 덜 불안하다. 남에게 의존하는 것보다 스스로 자신을 통제할 수 있다는 사실이 주는 안정감이다. 병에 걸렸다는 것은 몸이 나의 통제에서 벗어났음을 의미한다. 당연히 불안할 수밖에 없다.

사람이 중병에 들면, 몇 단계의 심리상태를 겪게 된다. 배신감, 부인, 공포, 상실감, 외로움은 전형적으로 느끼는 감정이다. 가장 처음 느끼는 감정은 배신감이다. '어떻게 해서 내 몸의 일부분이 나의 통제 밖에 놓이게 되었을까, 내가 무엇을 했기 때문에 나를 배신하고 나에게 고통을 주는 걸까.' 나를 배신한 몸에 대한 분노와 함께 심한 배신감으로 고통을 받는다.

그 다음으로 이를 부인하는 단계에 들어간다. '아니다, 오진이었을지도 모른다. 이 많은 사람들 가운데 하필이면 왜 내가 그런 병에 걸린단 말인가. 나는 그동안 모든 것을 제대로 하려고 노력하면서 살지 않았던가. 건강관리도 철저히 하고 건강에 자신도 있었는데, 나보다 훨씬 잘못 사는 사람들도 멀쩡한데 어째서 나인 걸까.' 부인하는 단계에 들어서면서 아니라고 외치고 싶은 심정이 되는 것이다.

그 단계에서도 어느 정도 시간이 지나면 공포의 단계로 넘어간다. 이제 곧 죽을지도 모른다는 걱정과 함께 새삼스러운 공포의 감정이 그칠 새 없이 솟아나 자신을 괴롭힌다.

그러고 나면 상실의 단계로 넘어간다. '이제 정말 마지막이구나' 하는 생각이 들고, 마음속으로 삶을 정리하면서 버릴 물건에 대한 상실감도 생겨난다.

마지막으로 치를 떨 만큼 외로운 감정에 휩싸인다. 내가 세상을 떠나는 것인데, 되레 세상이 나를 버리는 것 같은 섭섭함 때문에 괴로운 마음이 든다. 떠나고, 안 떠나고의 선택권은 이미 내 손에 없다. 그저 운명의 기로에서 타의로 떠밀려 떠나는 신세가 되었다. 곁에서 식구나 친구들이 아무리 위로하고 격려해주더라도 도저히 채워질 수 없는 외로움이다. 이러한 마음의 동요와 변덕스러움을 다스리지 못한다면 투병은 점점 괴로워지고 나을 수 있는 기력마저 크게 소모될 수 있다. 그래서 놀라움과 충격에 빠진 자신을 밖에서 들여다보면서 감정을 가라앉히고 통제할 수 있는 심리적 훈련이 필요하다.

어울려 살아야 건강하다

외로운 환자는 지푸라기라도 있으면 잡고 싶은 심정이 된다. 담당의사에게 전적으로 의지할 수밖에 없지만, 그래도 무언가 부족한 느낌이 생기는 것은 어쩔 수 없다. 담당의사가 최신의학 지식과 함께 풍부한 임상 경험이 있기를 바라는 마음이 간절해진다. 실제로 좋은 주치의를 만나는 것은 아주 중요하다. 따라서 의사를 정하기 전에, 그 의사의 임상경험과 실적에 대해 알아보는 것이 좋다.

나의 질병을 도맡아 치료해줄 의사를 선택하기 위해 의사로서의 경험과 성과를 먼저 알아보는 것은 결코 '부도덕한 뒷조사'가 아니다. 어쩌면 목숨까지도 의존해야 하는 상황이기 때문에, 그러한 선택 행위는 오히려 타당한 절차이며 의료소비자로서의 정당한 권리이기도 하다. 뉴욕에서는 면허가 있는 모든 현직 의사들의 교육연수 경력과 임상경험에 대한 정보가 공공DB를 통해 일반에게 투명하게 공개된다. 환자는 자신이 선택하려는 의사가 예전에 의료 과실로 어떤 조치를 받은 일이 있는지 여부까지도 알 수 있다.

나에게 소속감 부여하기

환자의 외로움과 절박함은 제도권 밖에 있는 곳에서도 상술로 이용당할 수 있다. 특히 질병에 대한 얕은 지식으로 상업적인 접근을 하는 사람은 조심해야 한다. 가장 안전한 길은 치료 받는 병원에 속한 후원 그룹(support group)에 참여하면서, 치료사의 전문적인 도움을 받고 그 그룹에 속한 다른 회원들과도 좋은 유대관계를 맺는 것이다. 이를 통해 유익한 정보를 주고받을 수도 있다. 물론 이런 정보도

> 편안한 몸을 통해 편안한 마음이 생기는 게 아니라,
> 마음이 편안할 때 몸도 편안해지게 된다.

선별적으로 택해야겠지만, 단순히 상업적인 목적이거나 제삼자의 권고가 아니라 암을 직접 겪는 당사자들의 정보이기 때문에 더 신뢰성이 높다는 장점이 있다.

사자성어 동병상련과 미국에서 사용하는 '상처 받은 이야기꾼'은 같은 병을 앓고 있거나 극복한 사람에게 받는 위로와 격려를 의미한다. 이런 위로는 그 병을 앓는 다른 사람에게 천군만마와 같은 심리적 지지를 느끼게 한다. 자신의 병에 대해 잘 알지 못하는 사람들의 위로는 빈말 같아서 가슴에 와 닿지 않지만, 같은 병을 겪은 사람의 말이라면 경험자에 대한 존경심과 함께 신뢰가 생기기 때문이다.

종교적 신념을 가진 사람은 이런 면에서 상당히 유리하다. 종교단체의 의식과 기도로 다른 사람보다 일찍 위안을 얻을 수 있고, 사회 후원그룹과 비슷한 성격으로 운영되는 종교 내 기구에서 특별한 후원도 받을 수 있기 때문이다. 종교에는 인생과 인생살이를 구분하라는 가르침이 있다. 인생의 뜻을 추구하는 것이 중요하지, 인생살이에 매달릴 필요는 없다는 말이다. 이런 가르침에서도 큰 격려를 받을 수 있다.

사람의 뇌는 몸을 돌보기 위해 존재한다. 뇌의 작용을 마음이라고 할 때, 어떻게 마음먹는가에 따라 마음이 편안해지고 더 나아가 몸까지도 편안해진다. 편안한 몸에서 편안한 마음이 생기는 것이 아니라, 편안한 마음에서 편안한 몸이 생기게 된다.

정신적으로 공통분모를 가진 사람들과
좋은 관계를 맺어갈 때 마음은 더욱 편안해진다.
어떤 사회학자는 이를 '사회면역'이라 이름 붙였다.

사회면역

어떤 사회에 소속돼 소속감을 갖는 것은 마음을 편안하게 만들어주는 여러 가지 방법 중에서도 가장 효과적이다. 공통분모를 가진 사람들과 좋은 관계를 맺을 때 마음은 더욱 편안해진다. 어떤 사회학자는 이를 '사회면역'이라고 이름 붙였다. 사회와 긍정적인 관계를 맺을 때, 면역성이 올라가는 것을 관찰하고 통계분석을 통해 이를 증명했다. 사람은 더불어 사는 삶에서 더욱 힘을 얻게 된다.

각종 모임에 가입해 회원으로 활동한다는 것은 그만큼 건강해진다는 의미이다. 병원에서 진찰을 받을 때, 의사들은 대개 음식, 운동, 스트레스 등에 대해 질문한다. 하지만 의사가 잠을 어떻게 자는지, 얼마나 활발한 사회활동을 하는지에 대해 질문하면 다소 생소한 느낌이 들지도 모른다. 좋은 잠과 활발한 사회활동은 근래 연구에서 음식, 운동, 스트레스 못지않게 건강과 질병의 갈림길에 중요하게 작용하는 요소라는 것이 밝혀지고 있다.

사회활동과 건강의 관계

사회에는 수많은 종류의 모임이 있다. 사교춤클럽, 산악회, 골프클럽 등 각종 운동 모임을 비롯해 동창회나 향우회, 독서클럽 등 각종 모임이 헤아릴 수 없을 만큼 많다. 어떤 모임이든 나름의 목적이 있다. 사람들은 그 모임에 가입하면 어떤 식으로든 자기가 원하는 것을 얻을 수 있기 때문에 모임의 성격을 살펴 가입한다. 모임에 가입하면 전부터 알고 있던 사람과는 더욱 친해질 수 있고, 처음으로 만나는 사람과는 가벼운 설렘과 함께 서로를 알아가는 즐거운 시간을 갖게 된다. 그러나 모임에서 얻는 가장 중요한 이익은 다른 사람과의 인적 네트워크에 참여한다는 사실 자체다.

2005년, 콜롬비아 대학의 보덴 알발라(Bernadette Boden-Albala) 사회의학과 교수는 655명의 뇌졸중 환자를 모집해 사회활동과 건강의 상관성을 조사했다. 사회적으로 격리된 생활을 하는 사람과 발병 후에도 사회활동에 지속적으로 참여하는 사람을 나눠 관찰한 결과, 사회적으로 격리된 환자는 이후 5년 동안 뇌졸중이 재발할 확률이 사회적으로 잘 연결된 환자들에 비해 거의 두 배 정도 높음을 알게 되었다. 실제로 사회와의 연결이 끊어질 때 뇌졸중이 재발할 가능성은 관상동맥질환이나 운동여부에 따른 위험성(두 가지 모두 위험률 가중치는 30% 정도다)보다도 훨씬 높다.

사회활동은 질병예방과 치료 면에서만 좋게 작용하는 것이 아니다. 건강한 사람의 경우에도 사회활동은 건강과 기억력에 긍정적인 효과가 있다.

2008년, 역학·건강 연구자들로 구성된 하버드 대학 연구팀이 16,638명의 노인을 대상으로 연구조사를 진행했다. 사회활동에 지속적으로 참여하는 사람은 그렇지 않은 사람에 비해 여러 건강 지표에서 더 우월한 것으로 나타났고 기억력도 더 뛰어났으며 가벼운 감기에 걸리는 일도 훨씬 적었다. 사회적 격리는 고혈압, 당뇨, 흡연, 과체중 등에 비할 수 있을 만큼 건강에 위험요소다.

삶의 질을 높이는 단체 활동

일에만 열중하거나 마라톤 참가와 같이 단 한 가지의 취미활동에만 참여하던 사람이 어떤 상황에 놓여 일을 못하게 되거나 마라톤 참가를 못하게 된다면, 그는 사람들과 격리될 가능성이 높아진다. 반면 이런 저런 단체에 속해 있던 사람이 병을 얻었을 때는 찾아오는 사람들의 발길이 끊이지 않고, 유대가 오히려 강화되기도 하는데, 이런 일은 그 사람의 회복에 긍정적으로 작용한다.

영국에서 이를 증명하기 위해 학자들이 모여 실험을 실시했다. 비교적 최근에 뇌졸중 진단을 받은 환자 53명을 모집해 '삶의 질'을 조사한 것이다. 뇌졸중이 발생한 다음에도 삶의 질에 대한 만족도가 떨어지지 않은 사람들은 대개 뇌졸중 발병 이전부터 여러 단체에 속해 있었고, 그 회원들에게 많은 지지와 위로를 받았다. 뇌졸중 발병 후 삶의 질이 떨어지는 가장 흔한 이유는 인식장애(방향감각 상실, 기억력 감퇴, 결정 장애 등)로 인해 일상생활에 중대한 어려움이 생긴다는 점이었다. 다른 사람과 활발한 의사소통이 어려워져 인간관계가 점점 소원해지기 때문이다.

비슷한 결과를 보여주는 또 다른 연구도 있다. 대학 신입생들을 입학 전후 4개월에 걸쳐 생활태도와 학교생활 적응도에 대해 조사한 결과, 입학 후 여러 단체에 가입한 학생들은 그런 활동에 참여하지 않는 학생들에 비해 학교생활에 더 쉽게 적응하는 것으로 평가되었다. 또 이런 학생들은 학교생활과 졸업 후 앞날에 대한 걱정이나 그에 따른 우울증 증상도 거의 없었다.

단체 활동, 어떻게 해야 할까

그렇다면 단체에 소속되는 것은 항상 좋을까? 만약 사회에서 별로 좋지 않은 평판을 받는 단체에 속하게 되면 어떤 영향이 올까?

가입하는 단체에 문제가 있는 경우, 반응은 대개 두 가지로 나타난다. 그 단체에

> 지나치게 많은 단체 소속은 스트레스를
> 높인다고 알려져 있다. 그러나 문제는
> 그 숫자가 아니라 유대감의 질에 있다.

서 멀어지거나, 반대로 오히려 더 강한 애착과 함께 더 큰 지지를 보여주는 경우이다. 예를 들어, 좋아하기는 하지만 경기 전적은 형편없는 스포츠 팀의 서포터그룹에 가입했다고 치자. 이 팀이 경기에서 연거푸 지기만 할 때, 서서히 관심이 멀어지면서 곧 떠나는 사람이 있는가 하면 더 열렬한 응원과 함께 지속적인 참여와 지지를 보이는 사람도 있다. 인종적이거나 지역적 편견에 시달리는 단체에 속한 사람들 역시, 이 단체에 대해 끈끈하리만큼 진한 애정으로 더욱 강한 지지와 참여의식을 보이는 경우가 적지 않다.

과학자들은 오랜 기간 사람이 너무 많은 단체에 속하는 것은 생활을 분주하게 만들고 스트레스에 시달리게 한다고 주장했다. 그러나 최근의 연구에 의하면, 참여하는 단체의 숫자가 아니라 이들과의 관계설정이 더 중요한 것으로 밝혀졌다. 가정과 직장생활의 관계를 예로 들어보자. 직장생활에 만족하고 이로부터 활력을 얻는 사람은, 그 활력이 그대로 가정생활까지 이어져 더 화목한 가정을 꾸리는 경우가 많다. 행복한 가정생활에서 얻는 활력이 그대로 직장으로 옮겨가면서 가정과 직장생활이 동시에 충실해지기도 한다.

가정과 직장생활에서 얻는 만족과 활력은 건강과도 연결돼 콜레스테롤양과 체중에도 영향을 미치게 된다. 문제는 참여하는 단체의 숫자가 아니라, 단체와 단체 구성원들이 얼마나 충실한 인간관계를 맺어갈 수 있는지다.

소속감은 보험이다

콜롬비아 대학의 신경정신과 교수인 올리버 색스(Oliver Sacks)는 그의 저서에서, 심각한 신경질환을 가진 사람이라고 하더라도 그 사람의 자기인식(sense of self)만 그대로 간직한다면, 삶의 질이 떨어지지 않는다고 말한다.

사회활동은 심리학에서뿐 아니라 사회학, 경제학, 의학, 신경과학 등 전반적인 측면에서 공통적으로 중요하다. 사회활동을 넓히는 계기가 되는 단체들은 사회적인 치료기구인 셈이다. 건강유지를 돕는 사회적 보험이라고도 할 수 있다. 하버드 대학의 정치과학 교수인 로버트 퍼트남(Robert Putnam)은 이렇게 말했다. "만약 당신이 어떤 단체에도 참여하지 않다가 한 단체에 가입하기로 결정했다면, 당신의 내년 사망 확률은 절반으로 줄게 된다."

05
활력을 불러오는
신의 선물, 음악

음악은 인류의 시작부터 존재했다. 인류는 음악과 함께 발달해 왔다고 해도 과언이 아니다. 인간은 기쁠 때나 슬플 때나 음악을 이용했다. 언어나 행동으로는 도저히 표현할 수 없는 것을 음악으로 표현했다.

음악은 만들어진 소리만을 뜻하지 않는다. 모든 소리가 음악이 될 수 있다. 천둥과 바람 소리도 그렇고, 파도 소리와 귀뚜라미 소리도 음악이 될 수 있다. 우주는 음악으로 꽉 차 있다. 인간이 사는 지구도 음악으로 꽉 차 있다. 그뿐만 아니라 인간 자체도 음악으로 꽉 차 있다고 할 수 있을 만큼 인간의 몸속에는 각종 소리가 존재한다. 인간 자체가 하나의 공명기구인 셈이다.

그렇기 때문에 인간은 음악에 아주 민감할 수밖에 없다. 음악은 감정을 좌우하고, 근육을 긴장시키거나 이완시킨다. 맥박을 빠르게도 하고 느리게도 하며, 정신을 집중시키기도 하고 흩트려놓기도 한다. 그 결과 학습능력을 올려주기도 하고, 반대로 학습능력을 떨어뜨리기도 한다. 건강 면에서는 소화를 돕기도 하고, 운동 능력에도 영향을 끼친다. 인간은 음악을 떠나서는 존재할 수 없게 창조된 것이다.

감정을 안아주는 음악

음악은 마음과 몸뿐 아니라 영혼에도 영향을 끼친다. 종교의식에서 정신적 감화에 미치는 영향도 크다. 그래서 어떤 종교든지 음악의 비중은 아주 높다.

상상하라

음악은 사람의 마음속에 어떤 이미지를 떠오르게 한다. 사람은 음악을 들으면 본능적으로 마음속에 그 소리와 관련된 그림을 떠올린다. 영상만으로는 마음속에 선명한 그림을 떠올리게 하는 데 부족하기 때문에 영화에는 반드시 좋은 음악이 따라온다. 영상과 어울리는 좋은 음악이 같이 있을 때 사람들은 더 적당하고 선명한 그림을 마음속에 그리게 된다. 때로는 음악만 가지고도 영화 속의 스토리를 따라갈 수 있을 정도다.

영상법 중에 '유도영상법'은 이런 현상을 응용해 환자에게 음악을 들려주면서 특정한 영상을 유도해내는 방법이다. 음악의 도움으로 본인이 원하는 영상을 그려보게 하는 것이다. 이 방법을 사용하면 치료효과를 높일 수 있기 때문에 현재 유도영상법은 각 병원과 클리닉에서 널리 채택된다. 특히 심리치료에서 가장 많이 이용된다.

상징과 무의식

영상법과 상징은 긴밀한 관계를 갖는다. 영상법으로 보이는 상징은 그 사람의 내면세계, 즉 무의식의 세계가 어떠한가를 짐작할 수 있게 해준다. 인간의 꿈 또한

> 영상법 중에 '유도영상법'은
> 음악을 들려주면서 어떤 특정한 영상을 유도하는 것이다.
> 이 방법을 사용하면 치료효과를 더 높일 수 있다.

상징으로 이루어진다. 영상법과 꿈이 다 같이 사람의 무의식을 표현하는 상징으로 이루어진다는 것은, 잠을 자면서 꾸는 꿈과 깨어 있을 때 시행하는 영상법이 서로 관련이 있다는 것을 보여준다. 즉, 영상법이란 깨어 있으면서 꾸는 꿈(day dream)이라고 할 수 있다.

영상법을 공부해보면 자는 동안 꾸는 꿈에도 인간의 의식생활과 무의식 세계가 얼마나 깊숙이 작용하는지 이해가 된다. 음악은 무의식, 특히 '무의식 세계의 원형(archetype)'에도 강력하게 작용한다. 음악과 영상법을 '무의식을 향한 언어'라고 말하는 사람도 있다. 즉, 음악과 영상법은 각자의 내면세계를 엿볼 수 있게 해준다. 무의식 세계에서 높은 연구실적을 쌓은 칼 융(Carl Gustav Jung)도 음악이 무의식에 끼치는 영향이 절대적임을 인정했다. 앞으로 음악과 무의식, 음악과 영상법, 음악과 꿈에 대해 더 많은 연구가 이뤄질 것으로 기대된다.

영상법이 무의식을 자극하듯 음악도 무의식을 자극한다. 다른 각도에서 생각해보면, 영상법과 음악은 무의식에서 나온다고 할 수 있다. 무의식의 언어 중에는 상징이 있을 수 있다. 영상법과 음악은 상징이라는 기표(記表)를 이용해 무의식의 깊은 면을 표현하는 수단의 하나이다. 영상법과 음악은 언뜻 보기에는 쉽게 이해되지만 깊게 들어가면 좀처럼 이해하기가 어렵다. 이것은 무의식 자체의 속성과도 비슷하다.

무의식에는 인간의 원형이 그대로 녹아 있다. 의식 상태에서 무의식 상태로 들

오래된 기억은 숨어 있을 수 있으나
가라앉은 감정은 부지불식간에 나타나
성격이나 신체 증상, 또는 질병에 반영된다.

어간 오래된 기억이 영상법과 음악을 통해서 표면으로 드러난다. 과거의 아팠거나 즐거웠던 기억이 영상법이나 음악을 통해 새삼스럽게 떠오르는 것이다. 언젠가 의식의 표면으로 다시 떠오르는 것이 기억이기 때문이다.

기억을 꺼내는 질서

음악은 기억력에도 절대적인 작용을 한다. 음악처럼 즉각적으로 기억장치를 가동시키는 외부 자극도 없다. 어려서 듣던 음악을 우연히 들었을 때 누구나 어린 시절의 기억이 쉽게 떠오른다. 오페라가 많은 인기를 끄는 이유 역시 오페라에 나오는 무대장치와 음악이 기억력과 영상법에 직접적으로 영향을 끼친다는 점이다. 음악을 듣고 어떤 기억이 떠오를 때, 시각적으로 과거의 장면들까지 더해져 당시의 기분이 어땠는지까지 생생하고 자세한 기억이 되살아난다.

  음악은 질서로 이루어지기 때문에 기억을 잘 끌어내기 위해서는 질서정연한 배치가 중요하다. 순서가 섞인 뒤죽박죽 기억들이 질서정연하게 만든 음악의 도움으로 제 순서를 되찾는다. 막연하게 맴도는 생각을 지워버리는 데도 음악은 효과적으로 작용한다.

  때로 기억에 감정이 얹어진 경우가 있다. 감정은 인간의 경험이 녹아든 신체반응의 일부분인데, 기억에 감정이 실려 있을 때, 특히 그 감정이 기억하기 싫은 상처에 대한 감정일 때, 사람은 무의식적으로 그 감정과 연관된 기억 자체를 지우려고 노력하게 된다. 결과적으로 기억은 더 깊은 곳으로 가라앉는다.

 기억은 깊게 숨겨져 있을 수 있으나, 감정은 아무리 깊은 곳에 가라앉아 있더라도 나도 모르게 감정표현에 반영되게 마련이다. 성격으로 나타나거나 각종 신체증상이나 병으로 나타나기도 한다. 원인이 불명확한 질병 증상을 근본적으로 치료하기 위해서 때로 무의식 영역에 깊이 가라앉아 숨어 있는 감정을 순화시키거나 해소할 필요가 있다. 감정이 실린 구체적 기억까지 함께 표면으로 끄집어내서 처리하는 것이 필요하며, 이때 가장 좋은 방법은 영상법, 특히 유도영상법과 음악을 사용하는 것이다.

감정을 안아주는 음악

음악이 가장 유용하게 쓰이는 때는 인간의 감정을 감싸주는 경우이다. 슬프고 화가 날 때는 어루만져주고, 기쁠 때는 더 기쁘게 하고, 우울증일 때 벗어나도록 도와주며, 감정을 바꾸고 싶을 때도 음악이 쓰인다. 통증을 하나의 감정으로 본다면 음악은 통증을 완화하거나 견디는 데도 도움이 된다. 걱정스러운 수술을 앞두고 적당한 음악을 들려주면 수술의 경과가 순조로워지고, 수술 후 부작용도 줄어드는 것으로 나타났다. 이는 음악이 감정을 움직여 막힌 감정도 터져 나올 수 있게 해주기 때문이다.

 음악을 사용하는 유도영상법과 심리치료는 사람을 근본적으로 바꿀 수 있는 강한 힘이 있다. 내면에 감춰진 여러 부정적인 감정을 순화하거나 없애고 이를 긍정적인 감정으로 바꿈으로써 그 사람 본래의 모습에 가깝게 성품을 회복시키기도 한다.

음악은 건강유지와 질병치료에 점점 널리 활용된다.
인간의 감정에 직접 영향을 주어
몸에 변화를 일으키기 때문이다.

음악이 공부에 미치는 영향

음악은 학생들의 학습능력을 올려주는 효과도 있다. 음악에는 왼쪽 뇌와 오른쪽 뇌를 연결해 양쪽 뇌의 작용을 통합하는 기능이 있기 때문이다. 어바인 캘리포니아 대학에서 학생들을 대상으로 연구한 결과, 고전음악을 들려준 학생들의 성적이 음악 없이 공부한 학생들보다 더 향상되었다. 음악을 배경으로 깔고 학습할 때 학습능력이 향상되고 능률도 높아진 것이다. 학습능력에 영향을 주는 것은 고전음악뿐만은 아니며 다른 장르의 음악도 긍정적인 효과를 줄 수 있다.

음악이 병을 고친다

음악은 정서적인 목적을 위해서나 취미로만 듣지 않는다. 기억을 정리해주고, 감정을 순화하며, 흐트러진 몸의 조화를 되찾을 때도 음악을 듣는다. 음악은 건강 유지와 질병치료에 점점 널리 활용된다. 현재 '음악치료'라는 전문분야가 있고, 음악치료 전문가들은 병원에서 직접 환자치료에 참여한다. 주로 환자와의 상담 전후에 음악을 이용해 환자의 감정을 음악과 일치시키면서 편안한 감정으로 이끌어주는 일을 한다. 병원뿐 아니라 일반 진료소 중에도 음악치료를 제공하는 곳이 늘고 있다.

　음악치료는 인간의 감정에 직접적인 영향을 끼치는 음악의 특징을 활용한 방법이다. 감정은 인간의 몸속에 녹아든 각종 경험에서 비롯된다. 감정은 느낌을 일으키지만 감정과 느낌은 본질적으로 다르다. 많은 병이 몸속에서 제대로 처리되지 않은 감정 때문에 발생한다. 심신의학에서는 감정이 담긴 각종 신경전도물질이 돌아다니면서 각종 호르몬 분비를 통해 인간의 신진대사를 관할한다고 믿는다. 감정이 신진대사를 직접적으로 지배할 수 있다는 뜻이다. 즉, 처리가 안 된 감정이 병을 일으킬 수 있다는 것이다.

여기에 음악의 중요성이 있다. 음악이 막혀 있던 감정의 출구를 마련해줌으로써 그 감정으로 생긴 병을 고치는 데 도움이 되는 것이다.

음악으로 창조성을 회복하라

음악은 각종 창조적인 활동에도 도움을 준다. 예를 들면, 시나 소설을 쓸 때, 그림을 그릴 때, 아이디어를 생산해낼 때 두뇌의 창조활동을 도와줄 수 있다. 음악은 점점 더 많은 분야에서 활용된다. 음악은 사람의 생활 속에 점점 더 넓고 깊게 자리 잡을 것이다.

음악은 보통 균형을 유도하는 특유의 힘이 있다고 믿어진다. 즉, 신체활동이나 감정의 균형이 깨졌을 때 병이 발생하듯, 생활과 감정의 균형이 어느 쪽으로 기울어졌을 때 창작활동도 벽에 부딪칠 수 있다. 이때 음악의 힘이 흐트러진 균형을 바로잡아줌으로써 창조적 재능이 다시 회복될 수 있다.

종교에서의 음악

종교의식에서 음악의 중요성은 아무리 강조하더라도 지나치지 않다. 특히 기독교의 교회나 가톨릭의 성당 등에서는 예배의식의 시작부터 끝까지 음악이 깔린다. 사람들은 찬송가를 함께 부르면서 신앙을 고백하고 마음을 경건히 가다듬는다.

절에서 기도시간을 알리는 종소리나 북소리, 목탁소리나 일정한 운율을 타고 읊조리는 독경소리도 음악적 요소를 지닌다. 이런 종교음악은 사람의 마음과 영혼에 울림을 준다.

그런데 요즈음은 종교음악과 세속음악 사이의 경계가 여러 방식으로 혼재되었다. 교회 안에 세속음악이 들어왔다고 지적하는 사람도 늘고 있다. 예전에는 교회음악은 느린 비트에 경건한 분위기를 주는 멜로디를 사용하고, 세속음악은 빠른 비트와 격렬한 분위기의 멜로디를 사용한다는 근본적인 차이점이 있었는데 최근에는 교회에서도 이를 구분하지 않고 쓴다는 것이다.

음악은 멜로디, 화음, 박자 등으로 구성된다. 이 구성요소는 음악마다 차이가 있으므로 각 음악이 인간에게 미치는 영향 역시 다를 수밖에 없다. 일반적으로 전통적인 종교음악과 사회의 세속음악은 각기 고유한 유형을 가지고 있는데, 이것이 사람에게 미치는 영향의 차이를 가져왔을 것이다.

어떤 사람은 음악의 각 구성요소가 사람에게 미치는 영향을 구분해 멜로디는 영혼에 영향을 끼치고, 화음은 마음에, 그리고 박자는 몸에 영향을 끼친다고 말하기도 한다. 기독교에서 전통적으로 쓰이는 음악 중에 그레고리안 찬트(gregorian chant)라는 것이 있는데, 이 음악은 화음과 박자는 최대한 배제하고 오직 단순한 멜로디 중심으로 음악을 이끌어간다. 이 멜로디는 사람의 영혼에 깊은 영향을 준다고 알려져 있다.

요즈음은 교회에서 사용하는 음악, 특히 CCM이라 불리는 교회음악에 전통적으로 금기시했던 빠른 비트와 화려하고 감각적인 멜로디가 많이 도입된다. 반면 종교 밖에서도 마음과 영혼에 영향을 주는 음악(명상음악이나 조용한 고전음악 등)을 추구하는 사람들을 얼마든지 찾아볼 수 있다. 종교음악과 세속음악에 대한 전

> 모차르트 음악은 창조적인 분위기를 조성해
> 공부나 창작활동에 도움을 준다는
> 연구결과가 발표되었다.

통적인 구분과 각 음악이 사람의 마음과 영혼에 미치는 영향은 좀 더 상세한 검토가 필요할 것이다.

일상생활에서의 음악

우리의 일상생활에는 음악이 깊숙이 들어와 있다. 종교의식은 물론 병원, 직장, 학교, 음식점, 극장이나 영화관, 심지어는 슈퍼마켓에서도 쉽게 음악을 들을 수 있다. 음악이 없는 곳은 거의 없다. 단지 음악이 일상에 너무 깊이 들어와 있어 우리가 이를 알아차리지 못할 뿐이다.

많은 사람들이 집에 친구를 초청했을 때, 어떤 음악을 준비해야 할지를 신경 쓴다. 모임의 성격에 따라 음악 선택 역시 달라진다. 나아가 작곡가에 따라서 음악이 주는 영향이 다르다고 주장하는 사람도 있다. 예를 들어, 모차르트 음악은 창조적인 분위기를 조성함으로써 공부할 때에나 창작활동에 도움을 준다는 연구결과가 발표되기도 했다. 그 이유는 모차르트 음악이 뇌에 전기적인 자극을 주기 때문이라고 한다. 영국의 왕립의학협회에서 발표한 내용에 따르면, 29명의 심한 간질 환자에게 모차르트 음악을 들려주었더니 그중 23명에게 좋은 영향을 주었다고 한다. 이런 과학적인 조사 결과에 힘입어 고전음악 음반 판매 중 모차르트 음악은 최근 3년 동안 최고의 판매실적을 올렸다.

음악가이자 심리학자인 돈 캠벨(Don Campbell)은 《아이들을 위한 모차르트 이

펙트(The Mozart Effect for Children)〉란 책에서 음악이 어린이 언어발달, 운동발달, 고도의 두뇌활동에 결정적인 영향을 끼친다는 연구결과를 내놓았다. 최근 미국에서는 각 급 학교에 음악수업을 새롭게 재편해 음악으로 학생들의 학습능력을 올려주는 데 열을 올린다.

사람의 몸은 하나의 악기다

음악의 여섯 가지 기능

음악이 어떤 역할을 할 수 있는지에 대한 전통적인 관점은 다음의 여섯 가지로 정리할 수 있다.

첫째, 우리의 영혼을 맑고 깨끗하게 그리고 성숙하게 만들어 준다.
둘째, 노래와 춤, 장난기, 발랄함, 즐거움, 율동 등을 유도해 우리를 즐겁게 해준다.
셋째, 우리가 우주 속에 있음을 일깨워준다.
넷째, 화초를 잘 자라게 하고, 사람을 우울증에서 벗어나게 하고, 씩씩한 걸음으로 어깨를 펴게 만들어주기도 한다.
다섯째, 사람의 종교적 심성을 최대한으로 높여줄 수 있다.
여섯째, 사람에게 살아 있음을 확인하게 해주고, 잊고 있었던 본래의 모습을 되찾게 해준다.

음악과 소리의 진동

넓은 의미에서는 소리 나는 모든 것이 음악의 요소를 가지고 있지만, 소리 나는 모

> 음악은 화초를 자라게 하고,
> 우울증에서 벗어나게 하고,
> 씩씩한 걸음으로 어깨를 펴게 해준다.

든 것을 음악이라고 하기에는 막연한 정의가 될 것이다. '모차르트 효과' 연구에도 참여한 음악치료 전문가 존 M. 오티즈˙는 음악과 음악이 사람의 몸에 영향을 미치는 원리를 이렇게 설명한다.

"소리가 있기 전에 진동이 있어야 한다. 진동은 움직임이다. 움직임이 없으면 적막뿐이다. 적막이란 아무것도 없는 상태. 움직임이 있으려면 반드시 '아무것도 없는 상태'에서 벗어나야 한다. 음악이 진동, 즉 움직임에서 시작한다는 것은, 음악이 살아 있음을 의미한다."

그가 음악에 대해 설명한 내용은 이 밖에도 아래와 같이 다양하다.

"음악은 불균형한 것을 균형 잡히도록 바로잡아주는 기능이 있다."

"음악이란 마음에서부터 나오는 것이고, 몸이란 음악을 위한 도구다."

"음악이란 근육에 움직임을 주며 마음의 균형을 잡게 해준다."

"음악이란 돈과는 상관없이 어떤 상태에서라도 가까이 할 수 있는 것이다."

"우리는 음악이 우리들의 생각과 행동과 감정을 온전히 지배한다는 사실을 모르고 지낸다. 음악이란 원칙적으로 사람들을 즐겁게 해준다."

"우리는 우리가 만들어 놓은 세상 속에서 살아간다. 이 세상에 음악이 없다면

˙존 M. 오티즈(John M. Ortiz) 미국 심리학박사. 음악치료전문가. 응용음악심리학연구소를 창설했으며 모차르트 음악이 인간 심리에 미치는 영향을 연구한 '모차르트 효과' 프로젝트에도 참가했다.

소리는 세포 하나하나에 영향을 주고,
신체적인 감응뿐 아니라
정신적으로도 영향을 끼쳐 암 치료에 도움을 준다.

얼마나 삭막할지 쉽게 상상할 수 있다."
 "음악은 사람의 몸속에 있는 모든 박자와 리듬을 표현할 수 있다."
 "음악이란 절대자가 소리에 색을 입힌 것이다."

문화적 배경과 음악

같은 음악이라도 사람에 따라서 다른 영향을 끼친다. 사람에 따라서 경험과 문화적인 배경이 다르기 때문이다. 물론 경쾌한 음악이나 슬픈 음악은 전반적으로 모든 사람들에게 같은 반응을 초래한다. 그러나 한 민족에 얽힌 역사와 문화적 배경이 있는 음악은 그 민족에게 독특한 영향을 미치기도 한다. 사람마다 각자 좋아하는 음악이 따로 있는 것은 바로 이 때문이다. 자기가 좋아하는 음악을 들으면 기분이 좋아지며 일의 능률도 더 올라간다. 또 자신이 좋아하는 음악이더라도, 상황이 바뀌면 느낌이 달라질 수 있다.

 어느 음악대학 교수가 심근경색으로 중환자실에 입원하게 되었다. 안정기에 들어선 후 의사의 허락 아래 평소에 좋아하던 음악을 들을 수 있게 되었다. 그런데 놀랍게도 예전에 그렇게 좋아하던 음악이 귀에 거슬린다는 느낌을 받았다. 건강을 완전히 회복한 뒤 다시 그 음악을 들었더니 이번에는 예전처럼 듣기 좋게 들렸다. 평상시에 좋아하던 음악도 생사를 다투는 지경에서는 별로 전달되는 것이 없다는 것을 알게 되었다. 이 일은 음악치료가 탄생하는 하나의 계기가 되었다.

소리의 파동이 가진 에너지

소리는 시각에 비해 사소한 영역이라고 생각하기 쉽다. 하지만 실제로는 암 치료에 민감한 영향을 끼친다. 음악에는 치유능력이 있기 때문이다. 치유능력만 있는 것이 아니라 학습능률을 올려주는 능력도 있고, 감정을 조절할 수 있는 능력도 있다. 소리는 세포 하나하나에 영향을 주고, 신체적인 감응뿐 아니라 정신적으로도 영향을 끼쳐 암 치료에 도움을 준다.

그 밖에도 다른 여러 가지의 능력들이 검증되고 있다. 어떻게 해서 음악에는 그런 여러 기능이 담기게 되는 것일까.

소리는 에너지다
먼저 음악이 일종의 '소리'라는 측면을 생각해보자. 소리에 에너지가 있기 때문에 음악에도 에너지가 있다. 음악이 가진 에너지의 형태는 음악에 따라 제각각 달라진다.

사람이 작곡한 것은 물론 자연에 깃든 각종 소리도 음악이다. 음악이 없는 세상은 상상할 수 없는 것처럼 소리가 없는 자연현상도 상상할 수 없다. 심지어 진공상태인 우주에도 소리가 있다는 것이 정설이다. 소리가 없는 자연현상은 마치 감정 없는 마음과 같다. 인간이 살아남기 위해 감정이 있어야 하는 것처럼 소리도 마찬가지다. 소리가 자연현상의 결과로 발생하는 것이라고 생각하는 게 일반적이지만, 그것을 한번 뒤집어 생각해보자. 에너지를 가진 소리가 자연현상의 결과가 아니라 자연현상을 일으키는 동기라고 보면, 음악이 가진 능력을 이해하기 쉬워진다.

우리 몸에서는 각종 신진대사가 일어난다. 그런 신진대사 역시 모두 소리를 동반한다. 자연현상과 마찬가지로 소리는 신진대사의 결과가 아니라 원인이다. 소리에 에너지가 들어 있기 때문에 신진대사를 촉진하고 생리작용을 초래한다.

인간의 몸은 소리가 울리는 하나의 공명기구로 음악에 따라 우리의 몸은 공명한다. 특히 좋은 음악을 접하면, 공명과 함께 신진대사와 감정에 좋은 변화가 일어나게 된다. 우리 몸은 소리에 아주 예민하게 반응하도록 만들어졌기 때문이다. 소리가 없는 세계는 감정이 없는 마음과 같을 것이다.

소리가 가진 능력

소리는 모양을 만든다. 고운 가루를 얇게 깔아 놓고 그 위에 소리(음파)를 보내면, 가루는 소리에 따라 흔들리면서 일정한 형태의 기하학적 문양을 나타내게 된다. 여러 종류의 소리를 보내면 그때마다 가루의 모양은 달라진다. 마치 만화경을 통해서 보는 추상 모습과 비슷하다. 소리가 에너지로 전달될 때 저마다 고유의 파동을 일으키며 전달되기 때문이다.

고성능 스피커 앞에 물컵을 놓았을 때 생기는 현상에서도 소리의 능력을 볼 수 있다. 컵에 담긴 물에 소리의 진동이 전달되면 물이 흔들리는 것이 쉽게 확인된다. 제재소에서 굉음을 내며 목재를 자르는 고성능 전기톱은 수많은 톱밥을 만드는데, 이 톱밥들은 계속 떨어져 쌓이면서 톱날 주변에 일정한 문양을 그린다. 진동이 일정한 모양을 만드는 것이다.

스위스의 의사이자 엔지니어인 한스 제니(Hans Jenny)는 특정한 소리로 각종 복잡한 기하학적 모양을 만들 수 있음을 연구했다. 소리로 만들 수 있는 모양의 종류는 무한하다. 이때 모양에 영향을 주는 것은 소리의 높낮이, 크기, 화음 등 거

> 인간의 몸은 소리가 울리는 하나의 공명기구다.
> 좋은 음악을 접하면, 공명과 함께
> 신진대사와 감정에 좋은 변화가 일어날 수 있다.

의 모든 요소다. 그중에서도 가장 크게 작용하는 요소는 화음이다. 화음에 따라서 만들어지는 모양이 조화의 미를 보여주기도 하고 혼돈스러운 모양을 보여주기도 한다. 예를 들어, 낮은 소리인 옴(ohm)은 가운데 점이 있는 동원체(원들의 중심이 같은)를 만들어내는 반면, 높은 소리인 이(Eeee)는 주변이 일정치 않은 불규칙한 모양을 만들어낸다.

이러한 예에서 저마다 고유한 진동을 가지고 주변에 영향을 미치는 소리의 에너지가 인체 세포에도 특정한 영향을 끼칠 수 있음을 파악할 수 있다. 어떤 소리가 세포를 편안케 하고 어떤 소리가 세포의 작용을 활발하게 만들어주는지를 잘 이해한다면, 우리는 심신의 상태에 따라 가장 적절한 소리와 음악을 적용함으로써 좋은 효과를 얻을 수 있을 것이다.

소리와 인체

소리가 세포에 영향을 끼친다는 것은, 소리가 우리의 건강에도 영향을 줄 수 있음을 의미한다. 우리 몸의 70% 이상은 소리에 민감한 물로 이루어져 있기 때문이다. 멜로디가 느린 음악을 들으면 호흡과 맥박이 안정되면서 혈압도 내려간다. 부드러운 음악은 근육의 긴장을 풀어주며, 체온을 높이기도 하고 낮추기도 한다. 결과적으로 다양한 소리들은 우리 내면세계의 균형을 맞춰주기도 하고 흩어놓기도 하는 것이다.

다양한 소리를 성질에 따라 나눠보면, 크게는 심신의 상태를 흥분시키는 소리와 안정시키는 소리로 나눌 수 있다. 크고 박동이 빠른 행진곡과 같은 음악은 우리의 생각을 긍정적이며 효율적인 방향으로 이끌어준다. 이런 음악을 듣는 동안에는 자신감이 솟아오르면서 사소한 통증을 잊어버릴 수 있다. 반면 박동이 느리고 낮은 음악을 들으면 우울해지기 쉬우며, 통증이 더 민감하게 느껴지고, 일에 대한 의욕마저 잃어버리기도 한다.

태권도를 하는 사람들이 격파를 할 때 짧고 힘찬 기합소리를 내면 순간적으로 더 큰 힘을 내게 된다. 상대방을 부를 때 가볍고 경쾌한 목소리로 "여보"라고 할 때와 무겁고 무서운 소리로 "여보"라고 할 때를 상상해보자. 같은 내용의 말이라도 상대방에게 끼치는 영향은 완전히 달라진다. 전달되는 에너지가 다르기 때문이다.

낮은 소리의 긴 파장은 몸을 뚫고 나가는 성질이 있다. 스트레스를 만들기도 하며, 몸의 균형을 깨기도 한다. 비행기로 장거리 여행을 하고 난 후에는 몸이 쉽게 피로해지는데, 비행기 엔진과 기체에 바람이 부딪치는 낮은 소리에 장시간 노출돼 있었기 때문에 생기는 피로감이 큰 원인으로 꼽힌다.

소음 공해

콜레라균을 맨 처음 발견한 로버트 코흐(Robert Koch)는 소리에 대해 다음과 같이 말한 적이 있다. "인간들은 지금의 우리가 콜레라균이나 다른 세균들과 싸우듯, 언젠가 소리와 싸워야 하는 시절이 올 것이다."

우리는 소리를 너무 안이하게 대한다. 주변 환경에서 오는 각종 소음에 대해 자주 불평하지만, 그것이 아주 극심한 굉음이 아닌 이상 다른 화학적 공해나 방사능을 대하듯 심각하게 주의를 기울이지는 않는다. 하지만 이제는 일상의 소리들에

> 생활 속에서 익숙해진 소음은
> 오히려 심리적 안정감을 주기도 한다.
> 이런 종류의 소음을 '백색소음'이라 한다.

대해 어떤 소리가 건강에 도움이 되고 어떤 소리가 해로운 영향을 주고 있는지 세심한 주의를 기울일 필요가 있다.

현대인이 일상에서 흔히 들을 수 있는 각종 소음을 생각나는 대로 나열해보자. 냉장고, 냉난방 장치, 시계, 자동차, TV, 라디오, 전화, 수돗물, 전기 고압선, 비행기, 사이렌 등의 소리는 인간이 만든 소음이다. 이 외에 비, 바람, 눈, 새, 나뭇잎, 짐승, 파도, 개구리, 천둥 등 자연에서 들리는 소음도 있다. 이런 모든 소음이 언제나 해롭기만 한 것은 아니다. 소음에 따라서는 신경을 안정시켜주는 것도 있다. 인공적인 소음에 적응된 도시인들은 오히려 일상적인 생활 소음에서 안정감을 느끼기도 한다. TV를 켜놓아야 잠을 잘 잔다는 경우도 있다. 이런 종류의 소음을 '백색소음(white noise)'이라고 한다.

소음에 둘러싸인 현대인

현대인의 생활 소음 가운데는 우리보다 한 세대 전에 살던 사람들은 거의 들어보지 못한 소음도 많다. 비행기, 자동차, TV, 냉장고, 전화, 각종 전자기기 등에서 오는 소음은 현 세대에게나 익숙한 것이지 전 세대에게는 생소하다. 그만큼 많은 소음에 노출된 현대인들은 난청에 걸릴 확률이 상대적으로 높다. 미국에서 난청이 있는 사람들은 6천만 명이나 되는데, 이들 가운데 약 1/3은 만성적으로 소음에 노출된 것이 그 원인으로 분석된다.

소음이 큰 환경에 노출된 경우
귀막이 등이 도움을 줄 수 있지만
난청을 초래하는 환경에서 멀어지는 것이 가장 좋다.

　일상적으로 소음이 큰 직장에서 일하는 사람(큰 소음을 내는 기계로 일하는 경우)이나 화약 터지는 소리를 많이 듣는 사람, 로큰롤과 같이 공격적인 음악을 자주 듣거나 습관적으로 이어폰으로 사용하는 사람은 난청에 걸릴 가능성이 대단히 높다. 이런 사람은 난청 외에도 다른 증상을 호소하는 경우가 많다. 스트레스가 쌓이는 것은 물론, 불안, 초조, 소화불량, 만성피로, 불면증 등 설명하기 힘든 증상을 가진 경우다. 이런 증상은 일종의 '현대병'으로 분류할 수 있다. 사실 이런 병은 생활습관을 스스로 바로잡기만 하면 얼마든지 피해갈 수 있다.

　한 연구에 의하면, 아프리카 농촌에 사는 60세의 사람이 미국의 대도시에 사는 25세의 사람보다 청력이 더 좋다고 한다. 각각 조용한 환경과 소음이 많은 환경에서 살면서 이런 큰 차이를 보이게 되는 것이다. 미국 이비인후과협회의 추산에 의하면, 약 2천만 명의 미국인들이 건강을 위협할 정도의 소음 환경에서 살아간다고 한다. 상대적으로 약한 어린이는 소음에 더욱 취약할 수밖에 없는데, 어려서부터 큰 소음에 노출된 채 살아가는 예도 적지 않다. 중요한 점은 난청이나 소리로 생기는 장애들은 사회적, 개인적 관심을 가진다면 충분히 예방할 수 있다는 점이다.

난청과 이별하기

학교 근처에 고가 전철이 지나는 뉴욕의 어느 학교를 조사한 결과, 고가 전철에서 시끄러운 소음이 들리는 그 학교에 4년 동안 다닌 학생들의 학습능력은 다른 학교의 학생들보다 약 11개월 정도 뒤떨어진 것으로 밝혀졌다. 그러나 놀랍게도 그 학교에서 다른 학교로 전학을 가면 학습능력이 향상되었다. 소리가 학습능력에 끼치는 영향을 잘 보여주는 연구다.

현대인의 생활 중에서 가장 흔하고 심각하게 난청을 초래하는 경우는 요란하게 연주하는 콘서트에 자주 가거나 이어폰으로 장시간 음악을 듣는 습관이다. 이런 사람은 거의 틀림없이 난청에 걸린다. 습관적으로 이어폰을 사용하는 사람은 운동할 때, 공부할 때를 가리지 않고 이어폰으로 음악을 듣지 않으면 견디지 못하는 일종의 '이어폰 중독' 상태다. 이어폰과 휴대전화는 소리와 함께 전자파의 영향도 있기 때문에 그 피해는 더욱 심각할 수 있다.

특히 운동할 때 이어폰으로 음악을 듣는 사람은 더욱 조심해야 한다. 운동할 때는 혈액이 심장, 근육, 관절로 집중된다. 상대적으로 운동에 직접적으로 필요치 않은 부분으로는 혈액이 덜 갈 수 있다. 즉, 운동하는 동안에는 귀에도 혈액이 덜 흘러가므로 귀는 상당히 취약한 상태가 된다. 취약해진 귀를 향해 격렬한 이어폰 음악의 진동이 가해지면 귀는 소리에 집중할 때보다 훨씬 더 쉽게 손상될 수 있다.

소음이 큰 환경에 노출된 경우 귀막이를 하면 난청 예방에 약간의 도움은 받을 수 있다. 하지만 오랜 세월 같은 조건의 소음에 접촉하다보면 난청을 면하기 어렵다. 난청을 초래하는 소음 환경에서부터 멀어지는 길이 가장 안전한 방법이다.

요즈음은 직장뿐 아니라 주거구역에서도 소음을 줄이려는 노력이 늘고 있다. 병원은 각종 소음이 많기로 유명하지만 이제 환자들의 편안한 휴식을 위해 조용한 환경을 만드는 노력을 보여준다. 일본에서는 외국 관광객들에게 '소음이 없는 도시'라는 콘셉트를 장점으로 내세워 소개할 정도로, 소음에 대한 현대인들의 인식과 조용한 환경을 위한 투자 마인드는 널리 확산되고 있다.

3장

생활습관을
바꾸면
암과 이별할 수
있다

01
신의 축복, 잠의 품질을 높여라

사람은 하루 중 거의 1/3이나 되는 시간을 자는 데 쓴다. 사람마다 매일 자는 시간에는 조금씩 차이가 있지만, 평생을 놓고 보면 엄청난 시간이다. 보통 90세까지 산다면 그중에 무려 30년을 자는 데 쓴다는 얘기다. 왜 이렇게 많이 자야 하는 것일까. 현대수면의학의 최고 권위자인 알란 레흐샤픈* 박사는 "사람들이 그 많은 시간을 자면서 보내는 데는 아무런 이유가 없을 수 없다"는 말로, 수면에 그럴 만한 이유가 있음을 설명했다.

수면시간을 줄이면 더 많은 일을 할 수도 있을 텐데 우리는 왜 이렇게 많은 시간을 잠으로 소비할까? 간단히 대답하는 '잠을 잘 자는 것은 인간으로서의 권리를 행사하는 것이기 때문이다. 잠을 충분히 못 자는 것은 권리를 침해받는 일이다. 흔히 '잠을 편안히 잘 자는 것은 축복'이라고 말한다. 당연히 누려야 할 단잠의 권리를 제대로 누리지 못하는 사람이 의외로 많다는 얘기다. 한 연구에 의하면 일반적

---

* **알란 레흐샤픈(Allan Rechtschaffen)** 인간의 수면연구 분야를 개척한 신경 심리학자. 시카고 대학 교수. 1963년 현대수면학의 기준이 되는 연구논문을 발표한 후 68년부터 미국수면학회를 이끌었다.

> 좋은 잠에는 반드시 꿈이 포함된다.
> 꿈은 사람이 잠을 자는 동안 마음과 몸에 입었던 상처를
> 치유하는 기능이 있기 때문이다.

으로 약 1/3의 사람들은 가끔 잠을 설치고, 약 1/3은 만성불면증으로 고생하고 있으며, 나머지 1/3 정도만 매일 밤 양질의 잠을 잔다고 한다.

잠을 잘 자지 못하다는 것은 심각한 문제다. 잠을 푹 자지 못하면 심신의 피로가 누적되고 나아가 정신적·신체적 질병에 걸릴 확률도 높아지기 때문이다. 그러나 정작 만성불면증이 있는 사람 가운데 제대로 치료를 받는 사람은 1/3 정도에 지나지 않으며, 더 많은 사람은 불면증을 심각한 문제로 인식하지 않거나 알면서도 제대로 된 치료를 미룬다고 한다. 불면증에 나름대로 대처하긴 하지만 대부분은 충분한 대책이 되지 못하는 경우가 많다.

좋은 수면이 필요해

꿈이 있는 잠

흔히 기분 좋게 숙면을 취하고 일어났을 때 '꿈도 안 꾸고 푹 잤다'고 말하지만, 그가 정말 제대로 잤다면 기억에는 없더라도 반드시 꿈을 꾸었을 것이다. 좋은 잠에는 반드시 꿈이 포함된다. 꿈이 없는 잠은 양질의 잠이 아니다. 꿈꾸는 동안 상처가 치유되고, 잠으로 인간의 마음이 다시 정리될 수 있기 때문이다. 편안한 잠과 꿈은 자연의 선물임과 동시에 우리 몸에 있는 치유능력이 제대로 발휘될 수 있도

록 하는 하나의 장치다.

칼 융은 '꿈은 무의식의 표현'이라고 말했다. 우리 의식의 표면 수준까지 올라오지 못한 여러 가지 잠재의식이 꿈을 통해 나타난다는 칼 융의 무의식과 꿈에 관한 연구는 심리학에서 독보적인 이론이다. 칼 융은 무의식과 의식과의 응용관계를, 잠과 꿈을 통해서 정립했다.

고대 이집트에는 꿈 전문가들이 있었다. 심지어 그들이 만든 꿈 사전도 있었다고 한다. 그리스·로마 시대에는 사람의 꿈을 '상아 꿈'과 '뿔 꿈' 두 가지로 나누었는데, 상아 꿈은 미래를 예언하는 내용이 담긴 '진짜 꿈'을 의미하고, 뿔 꿈은 무의미하며 예지도 없는 '가짜 꿈'을 일컫는 말이었다.

불면의 밤

사람은 대개 몸이 피곤할 때 침대에 누우면 잠이 저절로 올 것이라고 안이하게 생각한다. 정말 그럴까. 몸은 젖은 솜처럼 무겁고 피곤한데 아무리 청해도 잠이 오지 않는 경우가 종종 있다. 누구나 몸을 뒤척이며 시계만 들여다보며 잠이 오지 않아 고생한 경험이 있다. 밤새 잠 못 들어 애쓰다가 새벽녘에 잠시 눈을 붙였는데도 정해진 시간이 되면 눈이 떠지면서 잠에서 깨어나는 경우도 있다. 좀 더 늦잠을 자도 되는데 정한 시간만 되면 왜 잠에서 깨어나게 되는 걸까.

이런 일은 하룻밤으로 그치기도 하지만 며칠 동안 반복되는 경우도 있고, 몇 주, 몇 달, 심하면 수년이나 심지어 일생 동안 불면으로 고생하는 사람도 있다.

현재 미국에서는 심야 텔레비전 방송이 큰 인기다. 시청률을 조사하는 닐슨 리서치의 보고에 의하면, 자정부터 오전 3시까지 약 2천만 명의 미국인이 잠을 자지 않고 텔레비전 앞에 앉아 있다고 한다. 만성불면증 환자들이다. 24시간 방영이 허

> 불면증은 남녀노소, 지위고하를 가리지 않고
> 누구에게나 찾아올 수 있다.

용된 한국에서도 상황은 별로 큰 차이가 없다. 세상에는 그만큼 잠 못 이루는 사람들이 많다.

잠이 오지 않아 밤새도록 가족, 직장, 세상 돌아가는 모습 등 수많은 것을 생각하거나 걱정하기도 한다. 그렇다고 답변을 얻는 경우란 거의 없다. 대부분 생각만으로 겉돌다가 제자리로 돌아오기 일쑤다. 이럴 때일수록 밤이 길게 느껴지면서 오지 않는 잠으로 초조한 마음이 앞서게 되며, 내일 걱정으로 생각은 꼬리를 물고, 잠은 더욱 멀어진다. 하룻밤에 기와집 열 채를 지었다 헐었다거나 만리장성을 쌓았다는 표현이 괜히 나온 말은 아니다.

불면증은 누구에게라도 찾아온다. 갓난아이, 어린아이, 초등학생, 고등학생, 대학생, 청년기, 장년기, 노년기의 사람들에게 고루 찾아오는 것이 불면증이다. 동서고금을 막론하고 불면증은 있었다. 잠을 잘 자는 사람과 불면증으로 고생하는 사람과의 차이점은 과연 무엇일까?

잠만큼 좋은 보약은 없다

잠은 종종 죽음에 비유된다. '영면(永眠)'은 죽음의 다른 표현인데, 문자대로 풀이하면 '영원한 잠'이란 뜻이다. 죽은 사람의 묘비에 '이곳에 잠들다'와 같은 표현이 자주 쓰이는가 하면 정신없이 푹 자고 나서 "죽은 듯 잠을 잤다"고 비유하기도 한다. 죽음을 긴 잠으로 여기거나 하룻밤의 수면을 짧은 죽음으로 표현하는 것은 그리 낯설지 않다. 적어도 인간의 오랜 언어 전통에서 잠과 죽음은 밀접한 유사성이 있다.

죽은 상태에 대해 과학적으로 확실하게 알 수 있는 방법은 거의 없다. 그러나 잠자는 상태에 대해서는 과학적으로 많은 사실들이 밝혀지고 있다. 사실 1950년대까지는 잠에 대해 과학적인 지식이 거의 없었다. 인간은 수천 년 넘게 잠과 꿈에 대해 언급한 기록을 남겼지만, 잠에 대한 개념은 적당히 아는 것에 불과했다. 별다른 지식 없이 잠을 자고, 잠에 대해 말한 것이다.

잠의 단계

1953년, 시카고 대학의 나다니엘 클라이트먼* 교수 연구팀에 의해서 최초로 수면 중의 빠른 안구운동(rapid eye movement, REM)이 발견되었고, 뇌파검사를 통해 수면의 다섯 단계가 파악되었다.

수면상태는 크게 두 가지로 나뉘는데, 하나는 눈이 빠르게 움직이는 REM 수면이고, 다른 하나는 눈이 움직이지 않는 NREM(non-rapid eye movement) 수면이다. REM 수면은 꿈을 꾸면서 자는 하나의 단계이며, NREM 수면은 다시 1~4단계로 나눠진다. 얕은 수면인 1, 2단계에서 3, 4단계의 깊은 수면을 거쳐 REM 수면 상태로 들어간다.

---

* **나다니엘 클라이트먼(Nathaniel Kleitman)** 미국 생리학자. 시카고 대학에서 수면생리학을 연구하고 가르쳤으며, 1953년 처음으로 REM수면을 밝혀내 수면연구를 과학영역으로 끌어올렸다는 평가를 받았다.

> 잠에 깊이 빠진 4단계 수면에서는 성장호르몬이 나온다.
> 잠을 제대로 깊이 잘 때 몸의 회복과 동시에
> 정신적인 회복도 일어나는 것이다.

잠에 깊이 빠진 4단계 수면에서는 성장호르몬이 나와 어린이의 성장을 촉진하고, 성인에게는 낮에 발생한 각종 상처를 치유하는 작용이 일어난다. 잠을 제대로 깊이 잘 때 몸의 회복과 동시에 정신적인 회복도 이루어지는 것이다.

최근에는 잠에 대한 연구가 급격히 진전되었다. 잠에 대한 관심은 대학의 실험실 단계를 벗어나 의사나 일반인들에게 알려지기 시작했다. 수면이 건강에 미치는 영향이 절대적으로 중요하고, 잠을 제대로 못 잤을 때 집중력과 작업능률이 떨어지며 일상적인 기분이 내려가고 심하면 우울증까지도 걸린다는 것을 알게 되었다.

잠에도 준비가 필요하다

그러나 아직도 불면을 일종의 개인적인 문제로 생각하는 환자가 많다. 심지어 의사들 중에도 불면증에 대해 별다른 생각 없이 수면제를 처방하는 경우가 있다. 그러나 수면제를 꼭 복용해야 하는 불면증은 비교적 드물고, 대다수는 생활태도를 바꿈으로 극복할 수 있다. 잠 연구를 제대로 한 사람은 평생 수면제의 도움 없이 양질의 잠을 잘 수 있어 전체적인 건강계획을 세우는 데 가장 중요한 기초를 세우게 된다.

양질의 잠은 거저 얻어지지 않는다. 좋은 잠이란 잠에 대한 완벽한 준비를 하고 있을 때에만 얻을 수 있는 선물이다. 어떤 사람은 의도적으로 피할 것은 피하고, 해야 할 일은 정확하게 지키면서 매일 밤 좋은 잠을 잔다. 반면 불면증으로 고생하

불면증은 그 자체로 병이라기보다
통증과 같은 하나의 현상이다.
따라서 먼저 잠을 못 자는 원인을 찾는 것이 중요하다.

는 사람의 대다수는 좋은 잠을 자기 위한 준비와 반대인 습관이 있다.

불면증은 그 자체로는 병이 아니다. 이를테면 통증과 같이 어떤 질병으로 나타나는 현상이다. 불면 역시 다른 이유 때문에 나타나는 '잠을 못 이루는 증상'이다. 그렇기 때문에 잠을 제대로 못 자는 사람들은 먼저 그 원인을 찾는 것이 중요하다.

수면부족이 불러온 사고

그러나 우리 사회는 많이 자는 것을 죄악시하는 풍조가 있다. 제대로 잠을 다 자면 남에게 뒤떨어진다는 인식이 불문율처럼 사회를 지배한다. 사업하는 사람은 남보다 일찍 일어나서 남보다 늦게까지 일을 해야만 성공할 수 있다고 생각하고, 젊은 직장인은 출세의 야심으로 자는 시간을 아껴가며 일을 더 해야 한다는 태도가 있다. 학생은 시험과 입시 걱정에 조금이라도 잠을 덜 자는 것을 의무로 여긴다. 건강을 망치는 아주 잘못된 풍조다.

사람은 누구를 막론하고 하루 7시간 30분씩 자야 한다. 빌려 쓴 돈이 있으면 언제라도 갚아야 하듯, 잠을 제대로 자지 않았을 때는 그 부족해진 만큼 '잠 빚'이 생긴다. 이를 갚지 않고 버티는 것은 사고의 요인이 되기도 한다. 현재 미국에서 발생하는 각종 자동차 사고 가운데 연간 20만 건이 운전자의 수면부족에서 비롯되었다. 이로 인한 사망자 수는 연간 1만5천 건이나 된다는 통계가 있다. 음주운전으로 인한 사고 사망자와 맞먹는 숫자다.

알래스카 일대를 오염시킨 대형 유조선 엑슨 발데스 호* 좌초사건(1989년)은 선장의 음주항해가 원인으로 알려져 있지만, 조사에 의하면 수면부족이 주원인이었다고 한다. 세계를 방사능 오염에 떨게 만든 구소련의 체르노빌 원자력발전소 폭발사고(1986년)도 직원들의 수면부족이 저지른 사고였고, 미국 쓰리마일 섬의 원자력발전소 사고(1979년) 역시 새벽에 졸던 직원들이 사고의 한 원인이었다. 이 밖에도 열차사고를 비롯한 크고 작은 수많은 사고들이 수면부족과 깊은 연관성이 있다.

수면부족으로 가장 고생을 하는 층은 고등학생과 대학생이다. 이들에게 수면부족이 올 수 있는 이유는 두 가지다. 젊었을 때는 흔히 늦게 자고 늦게 일어나는 잠생리를 갖기 쉬우며, 고등학생과 대학생은 아침 일찍 학교에 가야하지만 그렇다고 일찍 잠자리에 들지도 않기 때문이다. 밤늦게까지 다양한 활동을 하는 것이 보통이다. 이러다보니 젊은이들은 하루에 필요한 7시간 30분의 수면을 취하지 못하는 경우가 많다.

그렇다면 젊으니까 덜 자도 되는 것일까. 결과적으로는 부족한 잠을 때우기 위해 강의시간에 조는 경우가 많다. 한 보고에 의하면 대다수 강의실에서 수업 중에 졸고 있는 학생의 수는 전체의 약 1/3 정도라고 한다. 많은 학생들은 모자란 잠을 보충하기 위해 주말마다 늦잠을 잔다.

1991년 11월, 당시 부시 대통령이 오하이오 주의 한 고등학교를 방문해 강연한 적이 있다. 여기서도 어김없이 강당에 모인 학생의 약 1/3이 졸고 있었다. 이 학생들을 보고 대통령이 농담을 던졌다. "대통령이 왔는데도 조는 학생을 선생이 깨울

---

*엑슨 발데스 호 1989년 미국 알래스카에서 좌초한 엑슨 사 소속 유조선. 128만 배럴의 원유를 싣고 가다 암초에 부딪쳐 주변 해역을 크게 오염시켰다. 이 사고로 북해 바다표범의 85%가 죽었고, 결과적으로 해양환경과 관련한 법이 강화되는 계기가 되었다.

젊은 시절 건강계획을 잘못 세운 사람은
중년기가 단축되면서
50대에 노년기로 접어들 수 있다.

수는 없을 것이다." 학생들이 강의시간에 조는 모습은 어느 학교에서나 익숙한 장면이다.

　미국의 최고 명문인 아이비리그 대학의 1년 등록금은 5만 달러가 넘는다. 학생들은 분기마다 대개 세 과목 정도를 수강한다. 강의시간에 졸면 시간당 100달러가 넘는 돈을 허비하는 셈이다.

불면의 원인
불면증은 아주 괴로운 증상이다. 젊을 때 정력적으로 살던 사람도 중년기로 접어들면 불면증이 찾아오기 시작한다. 젊음에서 중년으로 넘어가는 시간의 경계는 명확하지 않다. 자기도 모르는 사이에 슬며시 찾아온다. 중년기가 되면 이것저것 다른 현상이 나타나기 시작하는데, 젊었을 때와 같이 불규칙한 생활을 더 이상 감당할 수 없는 것이 가장 뚜렷한 변화다. 중년기에는 하루만 제대로 자지 않아도 이튿날 금방 표가 난다. 자연히 스스로 규칙적인 잠을 자려고 노력하게 된다.

　중년기에 접어들면 불면증에 빠지는 이유가 있다. 우선 운동량이 전과 같지 않기 때문이다. 운동량은 수면의 질과 상관관계가 있다. 또 중년기의 삶은 스트레스에 노출되는 삶이다. 운동부족과 스트레스가 합쳐지면 필연적으로 불면증이 오게 된다. 중년기 이후에도 적당량의 운동을 계속해서 스트레스를 잘 풀어준다면 잠도 잘 자면서 중년기를 비교적 쉽게 지나게 되며, 동시에 건강한 노년기를 준비할 수 있다. 그러지 못하면 중년기가 단축되면서 빠르게 노년기로 접어들고 건강하지 않은 노년기를 맞게 될 수도 있다. 둘 중 어느 쪽을 선택해야 하는지는 명확하다.

50대에 노년기를 맞는 사람들은 대개 젊었을 때와 중년기에 건강계획을 잘못 세운 사람들이다. 마찬가지로 슬그머니 찾아오는 잠의 변화에 능동적으로 대처하지 못한다면 불면으로 고생하는 노년기를 맞게 된다. 잠을 잘 자지 못하는 노년기는 결코 행복하다고 말할 수 없다.

노년기에는 비행기 여행에 따른 시차변화에도 쉽게 적응하지 못한다. 잠을 설치다보면 여행의 즐거움은 고사하고 괴로운 여행이 되기 십상이다. 노인이 복용하는 여러 가지 약도 잠을 방해하는 요인이 될 수 있다. 약 자체도 잠을 방해할 수 있고, 약에 들어 있는 카페인 등 자극적인 성분 역시 잠을 방해한다. 따라서 약 복용 후 잠을 잘 못 잘 때는 반드시 의사와 상의해 약을 바꾸는 것이 좋다.

감기와 면역력

잠이 부족할 때 나타나는 현상은 감기나 독감에 걸렸을 때 나타나는 증상과 비슷하다. 감기 몸살에 걸리면 누구라도 몸이 무겁고 집중력이 떨어져 침대에 눕고 싶어진다. 식욕은 떨어지고 평소에 즐기던 여러 가지 취미도 다 시들해지게 마련이다. 잠을 못 잤을 때도 마찬가지 현상이 발생한다.

감기에 걸렸을 때와 잠을 제대로 못 잤을 때의 공통점은 바로 면역성이 떨어져 있다는 것이다. 이때 몸이 느끼는 나른하고 권태로운 상태는 양쪽 모두 똑같다. 면역성에 아무런 문제가 없는 사람은 감기나 독감에도 잘 걸리지 않는다.

불면증은 암 환자에게 더욱 심각한 영향을 끼친다. 신체의 면역력이 전체적으로 떨어진 암 환자가 제대로 잠을 이루지 못하면 몸 상태가 급격히 나빠질 수 있다.

따라서 주변 환경을 변화시키고 의사와 적극적으로 상담하는 등 수면의 질을 높이려는 노력이 반드시 필요하다.

잠을 잘 자려면 어떻게 해야 할까

좋은 수면환경

수면환경은 잠자는 장소의 환경을 의미한다. 집을 떠나 잠자리를 바꾸면 잠을 잘 자지 못하는 사람들이 많다. 눈에 익은 장소라야 잠을 편히 잘 수 있기 때문이다. 잠에 영향을 미치는 환경 요인은 다음과 같은 것이 있다.

❶ 조명 : 너무 어두워도 안 좋고, 밝으면 더욱 안 좋다. 각자에게 맞는 방의 밝기를 유지해야 한다.

❷ 소음 : 너무 조용해도, 너무 시끄러워도 안 된다. 바깥에서 오는 소음을 막을 방법이 없을 때는 이런 소음을 차단하는 소리(white noise)가 필요할 때도 있다.

❸ 습도 : 너무 건조하지도, 너무 습하지도 않게 유지한다.

❹ 온도 : 너무 더우면 잠을 못 자게 된다. 오히려 약간 추운 편이 잠을 자기에는 좋다. 가장 좋은 침실 온도는 20℃이다.

❺ 침대 : 침대 매트리스가 푹신하면 잠자리가 오히려 불편해진다. 약간은 단단한 편이 좋다.

❻ 베개 : 익숙하고 편한 베개는 중요하다. 잠자리에 예민한 사람은 여행할 때 자기 베개를 가지고 다니는 경우도 있다.

> 잠을 잘 자기 위해 경건한 마음으로
> 하루 동안 잘 시간을 대비하며 준비하는 것도 좋다.

❼ **침대보** : 면으로 된 것이 좋다. 인조 천은 촉감이 좋지 않아 잠에 방해가 된다.
❽ **잠동무** : 같이 자는 사람의 잠버릇에서도 심각한 영향을 받는다. 특히 잠동무가 심하게 코를 골면 누구라도 잠을 설치게 된다.

자기 전 나만의 수면의식

잠을 신성한 일로 인식하는 것도 도움이 된다. 매일 자는 잠이지만, 마치 신성한 의식을 준비하듯 일정한 규칙을 정해놓고 경건하게 지키는 것이다. 철저한 수면의식 규칙을 정해 지키면 더 좋은 잠을 잘 수 있다. 좋은 수면의식의 예는 다음과 같다.

❶ 커피나 홍차는 오전 일찍 한두 잔 이내로 마시고, 낮 시간부터는 삼간다. 잠자리에 들 때쯤에는 몸속에 카페인이 남아 있지 않아야 한다.
❷ 물도 되도록 오전에 주로 많이 마시고, 오후를 넘어 저녁이 가까울수록 마시는 양을 줄인다. 저녁 시간부터는 마시지 않는다. 자다가 소변 때문에 깨어나는 일이 없게 하기 위해서다.
❸ 운동도 아침나절에 하는 것이 좋다. 저녁에 운동을 해서 체온이 올라가면 잠을 이루는 데 방해가 될 수 있다.
❹ 저녁식사는 오후 6시 이전에 끝내고, 이후에는 어떤 음식도 먹지 않는다. 잠자

리에 누운 뒤 위산 역류가 일어나는 것을 예방하기 위해서다.

❺ 저녁식사 후에는 TV뉴스나 난폭한 프로그램을 보지 않는다. 저녁 이후에는 TV 보는 시간도 줄여야 한다. TV시청은 좋은 잠과 맞지 않는다.

❻ 인터넷은 TV보다 더 자극적일 수 있다. 잠과는 상극이다.

❼ 취침시간 전에는 자극이 적은 좋은 책을 읽거나 온화한 그림, 음악을 감상한다.

❽ 취침 전 이를 닦고 잠옷으로 갈아입어 몸이나 마음이 이제 잘 때라는 것을 인식하게 해준다.

❾ 소설책보다는 역사책이나 우주과학과 같이 상상을 펼칠 수 있는 책을 읽는다. 그것도 5분 이상 읽는 습관을 들이면 안 된다.

02
움직인 만큼 암과 멀어진다

　　　　　　　　암은 더 이상 멀리 있는 병이 아니다. 미국의 예를 들면, 일생에 걸쳐서 남자는 45%, 여자는 38%가 암에 걸린다고 한다. 이 가운데 10~15%의 암만이 유전적인 소질을 가진 암이고, 나머지는 생활습관과 생활환경의 문제 때문에 발생하는 것으로 조사됐다. 한국에서도 연례 사망 원인 통계에서 암이 차지하는 비율은 상당히 높게 나타난다. 사망자의 약 1/4이 암으로 죽는데, 미국의 사망 원인 비율과 거의 비슷한 수치다.

　　국제암연구기구 IARC의 추산에 따르면, 전체 암의 25% 정도가 과체중이나 비만, 앉아서 생활하는 습관에서 비롯된다고 한다. 생활습관의 개선, 특히 운동 등의 신체활동이 암 예방이나 관리에 도움이 될 수 있다는 의미다. 실제로 신체활동이 암 환자의 예후를 좋게 하고, 삶의 질을 높이는 데 도움이 된다는 과학적 연구 보고는 크게 증가하고 있다.

　　여러 종류의 암 가운데서도 신체활동이 증가할 때 발생위험도가 확연히 낮아지는 대표적인 암은 유방암과 대장암이다. 자궁내막암과 폐암 역시 앉아서 생활하는 사람들에 비해 신체활동을 하는 사람들에게서 발생률이 떨어진다. 아직 논란의 여지가 있긴 하지만, 전립선암 예방에도 신체활동이 효과적이라고 주장한다.

물론 신체활동과 암 사이의 관계는 역학적인 관찰에 의한 것이기 때문에 직접적 인과관계가 증명되었다고 말하기는 어렵다. 그러나 많은 통계적 뒷받침이 있기 때문에 그 상관관계를 인정하는 데는 무리가 없다. 뚜렷한 연구 결과가 나와 있지 않은 암인 경우라도 신체활동은 건강에 도움이 된다.

신체활동과 그밖의 생활습관 전체를 놓고 볼 때 중요한 것은 이론적으로 아는 것뿐 아니라 이를 실천할 수 있는 의지와 동기다. 신체활동은 암 예방에만 중요한 것이 아니다. 항암치료를 받으면서 올 수 있는 피로감을 극복하는 데도 도움이 돼 환자의 삶의 질을 높여줄 수 있다.

신체활동만으로 피할 수 있는 암의 위협

신체활동과 특정한 암 발생 사이의 상관관계에 대해서는 많은 역학 자료들이 있다. 무작위 추출법으로 시행한 연구조사에서도 암 발생에 대한 간접적인 생체표식 물질인 성호르몬, 인슐린, 사이토카인 등에 대해서는 관찰이 가능하다.

그중에서도 상관관계가 가장 확실한 대장암과 유방암의 조사 결과를 알아보고, 다른 암에서는 어떤 상관관계가 있는지 살펴보자.

신체활동과 유방암

한 조사에 의하면, 체질지수(BMI) 25를 넘으면서 운동을 하지 않고, 하루에 2000kcal 이상의 고열량 음식을 섭취하는 여자는, 활동적이고 정상체중이며 적은

> 운동을 많이 하는 여자는 운동을 하지 않는 여자보다
> 유방암 발생위험이 19% 더 낮았다.

양의 음식을 섭취하는 여자에 비해 유방암 발생위험도가 60%나 높게 나타났다. 유방암 발생에 에너지 균형이 어떤 식으로든지 작용하기 때문이다. 특히 신체활동을 통한 지방질의 감소가 중요한 이유 중 하나로 꼽는데, 이는 지방질에서 생산되는 에스트로겐과 테스토스테론이 유방암의 발생과 진행에 중요하게 작용하기 때문이다.

신체활동과 유방암 발생의 상관관계에 대해서는 상당히 많은 연구가 이루어졌다. 대부분은 어느 정도 신체활동을 하는 사람이 주로 앉아서 지내는 사람에 비해 유방암 발생위험이 낮다는 결론을 내린다. 신체활동이 유방암 발생위험을 낮춰주는 비율은 20~80%까지로 보고되었다. 인구조사 방식의 연구에서도 신체활동을 하는 사람은 그렇지 않은 사람들에 비해 20~70% 낮은 것으로 돼 있다.

청소년과 젊은 여성의 신체활동과 유방암 발생위험에 관한 23개 연구의 메타분석(동일하거나 유사한 주제로 연구된 연구물의 결과를 종합해 객관적이고 계량적으로 고찰하는 연구방법)에 의하면, 운동을 많이 하는 여자와 운동을 하지 않는 여자 사이의 상대적인 위험은 0.81%(95% 신뢰구간)로 운동을 많이 하는 여자가 19% 더 낮았고, 일주일에 한 시간 정도 기분전환을 위한 신체활동을 더 할 때, 위험이 3%(95% 신뢰구간) 추가로 줄어들었다.

또 다른 연구에 대한 메타분석에 의하면, 갱년기 이후의 여자는 기분전환을 위한 신체활동을 하는 것만으로도 유방암 위험률이 20~80% 내려가는 것으로 관찰

되었고, 일주일에 별도로 한 시간의 신체활동을 더 할 때 6% 정도가 추가로 줄어들었다. 갱년기 전 연령에서는 15~20%가 줄어들었다.

절대적으로 그런 건 아니지만, 앉아서 일하는 여성은 일반적으로 활동적인 직업을 가진 여자에 비해 유방암 발생위험도가 높다. 신체활동량 4MET(집안일, 정원 가꾸기, 간단한 사교춤, 산책 수준)를 기준으로 유럽에서 이루어진 한 연구를 보면 신체활동을 잘하는 그룹과 잘 못하는 그룹 사이의 유방암 발생위험도는 19% 대 29%로 대비되었다.

비교적 강도 높은 운동을 일주일에 1, 3, 4, 7시간 하는 그룹으로 나눠 비교한 또 다른 연구에서는 일정 수준까지 운동량이 많을수록 유방암 발생위험이 현저히 낮아지는 것이 관찰되었다. 또 다른 연구는 일주일에 1500kcal(중간 정도 수준의 운동 4시간에 해당한다)의 운동을 할 때, 유방암 발생위험도가 크게 낮아졌다고 보고했다. 이때 14~22세의 나이에 강한 운동을 한 여자는 유방암 발생빈도가 현저하게 낮았다고 한다. 대략 개인이 일주일에 중간 강도의 운동을 3~4시간 하는 것만으로 30~40% 발생위험을 낮출 수 있다.

일생을 통해서 본 운동량 역시 운동량이 많을수록 낮은 유방암 발생위험도를 보여주었다. 이런 결과를 볼 때, 일주일에 최소한 4~7시간, 중간 이상의 강도로 운동할 때 유방암 발생위험도가 낮아질 수 있다. 일부 연구는 이보다 더 많은 양의 운동을 해야 유방암 발생위험도가 낮아질 수 있다고 말한다. 예를 들면, 하루 한 시간, 중간 이상의 강도로 운동을 해야 위험도를 더 낮출 수 있다는 것이다. 그러

---

* MET(metabolic equivalent task) 인체의 열발생량(에너지 소비열량)을 나타내는 단위. 1MET는 시간당 50kcal/㎡의 소비열량으로 안정된 상태의 성인이 기초대사에 사용하는 열량에 해당한다.

> 전립선암의 가족력이 있는 사람이
> 강도 높은 운동을 할 때
> 암 발생률은 52% 감소되었다.

나 이는 미국 연방정부 보건행정조직 내 의사단체(Surgeon General)가 추천하는 거의 매일, 하루 30분씩 운동하라는 것과는 차이가 있다.

신체활동의 예방효과는 활동적인 침윤성 유방암보다 제자리에 있는 비침윤성 유방암에서 더 크게 나타난다. 평소 습관적으로 운동을 하는 여자들의 경우 비침윤성 유방암의 발생빈도는 운동하지 않는 여자들에 비해 35%나 낮은 것으로 조사되었다.

신체활동과 전립선암

신체활동을 많이 하면 전립선암의 발생위험이 낮아진다는 연구도 있지만, 일부 연구는 별다른 상관관계가 없다고 밝혔다. 오히려 신체활동이 증가하면 전립선암 발생위험 역시 올라간다는 보고도 있다. 강도 높은 운동을 할 때 전립선암이 80% 감소한다는 결과와 함께 오히려 220% 증가한다는 상반된 보고도 있다.

최근의 한 연구에 의하면, 전립선암의 가족력이 있는 사람의 경우 높은 강도의 운동을 할 때 그렇지 않은 사람에 비해 전립선암 발생이 52% 줄어들었다. 그러나 가족력이 없는 사람에게서는 별다른 차이를 볼 수 없었다. 진전된 전립선암 환자는 신체활동의 증가가 전립선암의 진행 속도를 낮춰주는 경향이 관찰되었다.

신체활동의 종류에 따라서도 차이가 있다. 직업상의 활동은 전립선암 발생위험도를 낮춰주었고, 기분전환과 같은 산책 정도의 활동 역시 진전된 전립선암을 포함해 모든 전립선암의 발생위험도를 낮추는 데 유효했으나, 집안일 정도의 운동량으로는 위험도가 낮아지지 않았다. 유산소운동이나 근육저항운동 사이에는 별다른 차이가 없는 대신 운동량과는 효과가 비례하는 것으로 나타났다.

1988년, 미국의 하버드 대학 동창생을 추적조사한 연구가 있었다. 그 결과 70대 이상의 동창생 그룹에서는 일주일에 4000kcal 운동을 하는 사람들과 1000kcal 이하 양으로 운동하는 사람들 사이에 전립선암 발생 수는 2 대 1 수준으로 뚜렷한 차이가 있었다.

신체활동과 전립선암 발견에 대해서는 또 다른 관찰이 있다. PSA(prostate specific antigen, 전립선 특수 항체)는 1990년대부터 널리 쓰이는 전립선 건강 지표물질이다. 정기적으로 PSA 검사를 받은 경우, 결과적으로 전립선암을 조기에 발견해 치료가 훨씬 쉬울 수 있다.

신체활동과 대장암·직장암

신체활동이 대장암과 직장암에 미치는 영향은 각각 다르다.

미국과 유럽 전역의 대장암 환자 9747명(남성 4933명, 여성 4814명)을 상대로 한 분석연구에서 신체활동이 많을수록 대장암 발생위험도가 낮아진다는 결과가 나왔다. 이 결과는 대장암 발생요인인 체질지수, 흡연, 음주, 식습관, 아스피린 복용 여부, 대장암 검진 여부, 갱년기 여부, 갱년기 후 호르몬제 복용 여부, 대장암 가족력 등 다른 위험요인과 관계없이 단지 신체활동과 대장암 발생의 상관성만을 대비한 것이다.

대부분의 연구 내용은 여가활동 시간과 직업상의 신체활동이다. 여가활동 정도의 운동만으로도 대장암 발생위험도는 낮아졌지만 더 많은 신체활동을 했을 때는

> 폐암에 관한 한 흡연 여부가 가장 큰 원인이 된다는 사실에 의문을 품을 사람은 거의 없다.

더욱 발생위험도가 내려갔다. 대장암 발생위험도를 낮추려면 상당히 강한 수준의 운동이 필요하다는 연구결과도 있다.

직장암의 경우는 대장암과 상반된 조사 결과가 있다. 신체활동이 직장암 발생 위험도를 올려준다는 보고서가 많지만, 신체활동과 직장암 발생 관계는 반비례한다는 조사 결과도 있다. 최근의 연구 결과가 보여주는 것은 신체활동 여부와 직장암 발생과는 별다른 상관관계가 없다는 것이다.

신체활동과 폐암

신체활동과 폐암 등의 각종 폐 질환 발생 사이에는 반비례 양상이 뚜렷하다. 일주일에 중간 정도 강도의 운동을 6~8시간씩 할 때 폐암 발생위험은 현저히 낮아진다. 신체활동과 백혈구 수 관찰에서 염증을 내려주는 메커니즘이 폐암 발생률과 관계를 맺을 가능성에 대한 가설이 세워진 적이 있다.

신체활동을 하는 사람과 앉아서 생활하는 습관을 가진 사람 사이에 폐암 발생 비율은 20~24%의 차이가 있다. 이런 양상은 남성이나 여성에게 같은 수치로 나타났다.

신체활동과 폐암 발생에 관한 연구는 현재 담배를 피우는 사람, 최근에 담배를 끊은 사람, 담배를 전혀 피우지 않은 사람들로 나누어서 진행했다. 신체활동이 폐암 발생위험도를 낮추는 효과는 담배를 전혀 피우지 않는 사람들보다 현재 담배를 피우는 사람이나 최근에 끊은 사람들에게서 더욱 뚜렷했다. 담배를 피웠거나 피우는 사람일수록 폐암 예방에 운동의 효과가 더욱 크게 나타난다는 의미다.

폐암에 관한 한 흡연 여부가 가장 큰 원인이라는 사실에 의문을 품을 사람은 거의 없다. 흡연은 샘암(위암이나 대장암 같이 샘세포에 생기는 암)보다 소세포폐암과 편평상피세포폐암 발생에 직접적으로 작용한다. 따라서 폐암의 종류에 따라 흡연의 효과가 다르게 평가되므로, 신체활동과 폐암 발생 사이를 간단하게 논의하기는 쉽지 않다. 그렇지만 적극적인 신체활동이 유형에 상관없이 모든 폐암의 발생위험을 낮춘다는 데는 이견이 없다.

강도 높은 운동을 하는 사람이나 약한 수준의 운동을 하는 사람 사이에서 폐암 발생 차이는 39%에 달하기는 하지만, 현재 담배를 피우는 사람이 담배를 끊었을 때의 이익만큼은 되지 않는다. 담배를 끊는 것은 폐암 위험을 낮추는 데 무엇보다 중요하다.

신체활동과 자궁내막암

자궁내막암과 신체활동의 상관관계에 대한 몇 가지 연구에서 신체활동의 최고치와 최저치 사이의 상대적 위험도(relative risk, RR)는 0.7로 나왔다. 체질지수(BMI)를 포함하면 0.73이다. 신체활동이 체질지수에 미치는 영향이 그대로 자궁내막암의 발생위험도로 연결된 것이다.

자궁내막암 발생요인 중 하나는 호르몬치료를 받은 적이 있는가와 관련된다. 에스트로겐 한 가지의 호르몬치료를 받을 때 자궁내막암으로 이어질 가능성이 있다. 이런 요소들의 영향도 무시할 수 없지만 신체활동만 놓고 보면 운동은 자궁내막암 발생위험도를 낮춰준다.

> 인구의 고령화, 의술의 발달 등으로 암 생존자는 더욱 늘어날 것이다. 그에 따라 암 생존자를 위한 새로운 의학의 필요성이 대두되었다.

신체활동과 난소암·췌장암

여러 연구의 메타분석에 의하면, 신체활동과 난소암 발생위험 사이의 상관관계도 조심스럽게 설정할 수 있다. 여기에 체질량 지수와 호르몬 사용 여부도 중요한 요소다.

췌장암의 경우에는 상당히 상반된 결과가 공존한다. 체질량 지수와 비만 여부까지 더해서 생각하면 좀 더 복잡한 양상을 보여주기는 하지만, 신체활동과 이를 통한 체중조절은 췌장암 발생위험도를 낮춰준다.

이 밖의 다른 암(갑상선, 신장, 방광, 혈액암 등)과 신체활동 사이의 상관관계에 대한 연구는 별로 이루어진 것이 없기 때문에 이런 암에 대해서는 일반적인 상식선에서 고찰할 수 있다.

삶의 질을 높이는 신체활동

암 생존자를 위한 새로운 접근

'암 생존자'라고 하면, 암 진단을 받은 후 살아가는 사람을 의미하며, 앞으로 생존자의 숫자는 점점 늘어날 것으로 전망된다. 따라서 신체활동으로 암 생존자가 좋은 결과를 얻도록 하는 것 역시 중요 과제로 떠올랐다.

유방암과 대장암 생존자가 신체활동을 하면, 활동이 없는 사람에 비해 암의 예후에도 좋은 영향을 미친다. 나아가 신체활동은 항암치료에서 올 수 있는 장기적인 부작용을 방지하거나 줄일 수 있다. 여기서 언급하는 신체활동 중 가장 효과적이며 두드러진 것은 걷기 운동이다. 걷기는 근력과 지구력을 높여주면서 삶의 질을 향상시켜준다. 아직 암 생존자와 운동량의 상관관계에 대해 알려진 것은 없다.

2012년 기준으로, 한국에는 1백만 명 이상, 미국에는 1천4백만 명이나 되는 암 생존자가 살고 있다. 미국의 경우, 65세 이상 노인의 16%가 암 생존자다. 여기에 더해 암의 조기발견과 암 치료의 성공률도 점점 올라가기 때문에 암 생존자의 숫자 역시 더 늘어날 것이다. 암 생존자를 위한 새로운 의학 분야의 등장이 필요하게 된 것이다. 따라서 암 생존자에 대한 의학적인 접근은 물론, 사회심리학적 접근의 필요성도 대두되고 있다. 암 생존자라는 새로운 개념 설정과 함께 암 생존자를 위한 치료와 예방차원의 관리라는 새로운 패러다임이 등장한 것이다.

항암치료의 부작용

암 환자가 받는 치료에는 수술요법, 방사선치료, 화학요법, 호르몬요법, 스테로이드요법, 유전자치료는 물론 통증, 구토 등 항암치료 후에 오는 각종 부작용에 대비한 약물치료 등이 있다. 모든 항암치료는 단기적 또는 장기적인 부작용을 동반하는 것이 보통이다. 항암치료를 받은 후 '준 임상적(아직은 증상을 동반하지 않은)' 상태의 부작용이 잠재할 가능성은 항상 있다. 어느 때든 생리적 균형이 깨지거나 새로운 병리작용이 생기면, 잠복해 있던 준 임상적 상태가 나타날 수 있다. 시기는 항암치료 후 언제가 될지 모른다. 심장에 해를 끼치는 독성이 있는 항암치료제(adriamycin)는 수년이 지난 후라도 심장박동에 이상을 초래할 수 있다.

이와 같이 항암치료의 후유증은 수개월, 수 년 또는 일생에 걸쳐서 나타날 수 있다. 꾸준한 신체활동은 이런 잠재적 부작용의 출현을 막거나 약화시키는 데 도움이 되며 암의 재발 가능성을 낮추고, 사망률까지도 낮추어줄 수 있다.

항암치료의 영향으로 나타날 수도 있는 잠재적 부작용들은 다음과 같다.

내려가는 부작용	올라가는 부작용
폐 기능	염증
심장 기능	체중
근육질	지방질
근력	상처
면역성	통증
뼈 건강	우울증
임파 순환(임파 부종)	불안증
신체활동	앉아 있는 생활
인식능력	불면증
삶의 질	변비, 피로감

재발률을 떨어뜨리는 신체활동

신체활동과 암 재발률의 상관관계에 대한 연구는 그리 많지 않으나 신체활동의 예방차원에 대한 소견 자체는 과학적 근거가 있다. 미국에서 있었던 한 연구(Nurse's Health Study)는 2987명에 달하는 유방암 생존자를 대상으로 96개월에 걸쳐 이루어졌다. 신체활동에서 운동량과 전체 사망률의 관계, 유방암으로 인한 사망률에 관한 조사다. 유방암 진단을 받은 후 일주일에 최소한 180MET 유산소운동을 하는 사람의 경우 전체사망률 대비 29%의 감소가 있었으며, 그 이상의 신체활동을 하는 경우는 약간의 추가적인 보호 작용이 있는 것으로 관찰되었다.

유방암의 경우, 일주일에 540MET의 신체활동을 하는 사람과 일주일에 180MET 이내의 신체활동을 하는 사람의 사망률은 각각 50%와 43% 감소했다. 180MET은 일주일 동안 시속 4km의 속도로 총 세 시간 걷는 정도로 이 이상의 신체활동에서는 사망률 감소폭이 완만하게 나타났다. 유방암 생존자는 과체중, 비만과 같은 체중 증가가 있을 때 재발위험도가 올라간다. 신체활동은 최소한 체중조절에 직접 도움이 된다는 점에서도 유익성은 충분하다.

554명에 달하는 대장암, 직장암 환자들에 대한 연구(Nurse's Health Study)에서 신체활동은 사망률을 낮춰주었다. 일주일에 1080MET의 신체활동을 하는 사람들은 일주일에 180MET 이내의 활동을 하는 사람들에 비해 대장암, 직장암으로 인한 사망률과 전체 사망률이 각각 61%와 57% 낮게 나왔다.

832명의 남녀 대장암 환자들을 상대로 한 또 다른 조사에서는 일주일에 1080MET의 신체활동, 또는 시속 4km의 속도로 일주일에 6시간 걸을 때, 암 재발이 49%나 줄어들었다.

신체활동이 암 치료에 미치는 영향

많은 사람들이 암 생존자에게 필요한 신체활동의 지침을 원한다. 운동이 장·단기적으로 어떤 효과를 가져다주는지, 그리고 여러 종류의 암 생존자가 어떻게 신체활동을 하는 게 좋은지 질적인 측면과 양적인 측면을 알아보자. 1995년부터 이루어진 대부분의 연구에는 신체활동의 양에 대한 언급이 없으나, 한 건의 연구조사

> 대부분의 항암치료는 지방질 증가와
> 근육질 감소를 초래하므로 근력을 유지하는 데 좋은
> 아령이나 역기 운동 등을 하는 것이 좋다.

에서는 신체활동에 대해 자세히 다뤘다. 주된 내용은 걷기이며 그 외에 심리적인 측면도 살펴보자.

심폐체력

신체활동이 심폐체력을 증진한다는 사실은 널리 알려져 있으나, 암 생존자가 받는 여러 가지 치료가 심폐기능에 끼치는 부정적인 영향을 고려할 때 신체활동의 긍정적인 효과는 각별한 중요성을 지닌다. 2005년 이후 실시된 여러 연구는 암 치료에서 신체활동이 미치는 영향을 잘 보여준다. 유방암 생존자에게 실시한 6분간의 걷기(야외걷기, 스태퍼 등)는 통계적으로 긍정적인 결과를 보여주었다. 걷기 이외에 타이치(태극권, 국선도와 같이 유연한 동작의 체조), 체육관에서 하는 실내운동도 효과가 있다. 한 번에 20~40분 사이로 중간 강도의 운동을 일주일에 세 번 하는 것이 보통이다.

근력·지구력

대부분의 항암치료는 지방질의 증가와 함께 근육질의 감소를 초래한다. 게다가 항암치료 중에는 신체활동도 줄어드는 것이 보통이어서 몸 상태가 저하되기 쉽다. 따라서 암 생존자는 근력을 유지하는 데 좋은 아령이나 가벼운 역기 운동 등으로 체력은 물론 지구력을 올리는 노력을 해야 한다. 유방암 생존자에 대한 연구에서는 이런 운동이 지구력과 체력을 증진하는 데 긍정적인 영향을 끼치는 것으로 나타났다.

유연성
암 수술을 받고 나면 흉터 등으로 몸 기능에 변화가 올 수 있다. 유방암과 대장암 생존자에게 실시한 타이치, 사교춤, 유산소운동, 요가, 스트레칭 등은 근육의 유연성을 증가시키는 것으로 나타났다.

임파부종
수술이나 방사선으로 임파선을 제거한 경우, 임파액의 순환에 지장을 주게 되어 임파, 체액의 균형과 체온조절에 문제가 생길 수 있다. 유방암을 비롯해 머리와 목의 암, 색소암, 생식기암, 대장암, 방광암 치료 직후 또는 몇 년 후까지도 임파부종이 생기는 경우가 종종 있다.

 임파부종은 제거한 임파선 개수, 방사선치료의 세기 등에 따라 차이가 있지만 보통 유방암 생존자의 10~20%가 경험한다. 하지에 생기는 임파부종 역시 사타구니나 후복강 내의 암을 방사선치료 한 후 생기게 된다. 최소한의 운동은 임파부종의 발생을 억제한다.

체중 변화
유방암 진단을 받은 환자는 흔히 근육질이 줄고 지방질은 느는 체질 변화를 겪는다. 다른 암 생존자의 체질 변화에 대해서는 별로 알려진 것이 없지만, 부정적인 체질 변화를 피하려면 적정 체중 유지는 중요한 과제다.

삶의 질

운동과 삶의 질에 대한 연구는 많다. 그에 따르면, 운동은 암 생존자의 삶의 질을 향상시킨다. 운동은 건강한 사람들뿐 아니라 암 생존자에게도 삶의 질을 향상시키는 보편적인 수단이다.

피로감

암 생존자가 겪는 피로감은 다른 사람이 겪는 피로감에 비해 그 정도와 지속되는 기간이 비교되지 않을 정도로 크다. 1995년부터 운동과 암 생존자의 피로감에 대한 연구가 꾸준히 이루어졌다. 대부분의 연구는 운동을 통해 피로감이 개선될 수 있음을 보여준다.

03
환경을 바꾸면
남은 삶이 달라진다

생활습관, 생활환경에서 오는 여러 가지 부작용을 피하기 위해 암 환자들은 반드시 건강생활을 해야 한다. 이를 외면하면 각종 만성질환이 생기면서, 개인은 물론 국가·사회적으로도 아주 심각한 결과가 생긴다.

생활환경의 변화는 면역력과 깊은 관계가 있다. 사람의 건강은 보통 유전적 요인보다 환경의 영향을 많이 받는다. 주변 환경을 깨끗하고 건강하게 유지하지 않으면 면역력이 저하되면서 암 치료에 부정적인 영향을 미치게 된다. 그렇다면 주변 환경을 어떻게 변화시켜야 할까?

평균수명은 다시 줄어들 수도 있다

급격한 환경변화
현재 벌어지는 여러 상황으로 볼 때 앞으로 인간의 평균수명은 점차 늘어나다가 어느 시점부터 줄어들기 시작할 것이다. 인간을 비롯해서 모든 생물은 주어진 환

> 최근 2백여 년간 지구촌에서 벌어진 환경변화는
> 인간 유전자가 자연스럽게 적응하기에는
> 너무 빠르고 급격했다.

경에 적응해 서서히 진화되면서 현재의 모습에 이르렀다. 그런데 생활습관과 환경은 점점 건강과 멀어지고 있다.

인간의 생활환경은 지난 2백 년 사이에 급격한 변화를 겪었다. 2백 년이라는 시간은 진화라는 측면에서 너무나 짧은 시간이다. 오늘날의 환경파괴와 지구온난화 현상에 인간 유전자가 적응하며 자연스럽게 변화하려면 적어도 수만에서 수십만 년 이상의 시간이 필요했을 것이다.

환경파괴와 지구온난화 현상은 모두 인간들이 초래했다. 과학발전과 경제개발이라는 허울 좋은 이름 아래 기업별, 국가별로 벌이는 무한 경쟁이 지구라는 제한된 생활환경을 폐허로 만든 것이다. 지구라는 폐쇄적인 생활환경에서 얻은 풍요로운 물질문명과 생활의 편의가 가져온 대가는 아주 심각하다.

풍요로움이 가져온 과잉

영세한 영농법에서 벗어나 새롭게 등장한 기업화된 농사법은 단위면적의 생산량 증가와 함께 범세계적인 식량유통체제를 갖추는 데 기여했다. 먹고 살기 어렵던 시절에는 하루 일해 하루 먹기도 어려웠지만, 요즈음은 하루만 일해도 온 식구가 일주일 이상 먹는 데 별 어려움이 없다. 식량이 풍족해진 것이다. 식량의 풍요는 비만증이라는 원치 않는 현상을 가져왔고, 성인은 물론 자라나는 어린이까지도 비만을 걱정해야 할 지경에 이르게 되었다.

단위면적당 생산량의 증가는 우연히 생긴 것이 아니다. 종자개량으로 식물들이 병충해에 강해져 생산량이 늘어났고, 엄청난 양의 화학비료와 농약도 사용된다. 농작물의 크기는 예전에 비해 엄청나게 커졌다. 벌레 먹은 과일은 이제 상품가치가 전혀 없는 농작물이 되었다.

인간은 농약성분이 남아 있고, 맛과 영양소가 희석돼 벌레도 먹지 않는 과일, 채소, 곡식을 먹게 되었다. 희석된 음식물 속에 들어 있는 각종 미소영양소(비타민, 광물질 등)를 보충하기 위해서는 무조건 많은 양을 먹어야 했다. 그 결과 나타난 것이 비만이고 이 현상은 점차 가속화되고 있다.

유전자조작 식품

최근에는 종자개량법의 하나로 유전자조작까지 이루어진다. 현재 시장에 나와 있는 각종 농산물의 80% 이상이 유전자조작을 거친 농작물(GMO)이다. 유전자조작을 한 과학자나 회사는 한결 같이 유전자조작으로 생산된 농작물이 인체에 아무런 해가 되지 않는다고 말한다. 그러나 이것이 인체에 어떤 영향을 끼칠 것인지는 최소한 몇 세대가 지나봐야 알 수 있다.

현대인은 모든 사람이 자신의 건강을 책임질 수밖에 없다. 건강과 관련한 모든 측면이 그렇지만, 특히 식습관만큼은 각자의 책임이 더욱 크다. 우리가 먹는 음식은 곧 우리의 마음과 몸이 된다. 먹는 문제가 결코 가볍지 않은 이유다.

도시에 묶인 사람들

현대인이 겪는 생활환경의 문제는 여기서 끝나지 않는다. 현대인들은 거의 도시에서 생활한다. 최근의 탈도시현상 정도로는 거대하고 자연스럽게 진행되는 도시 집

시장에 나와 있는 농산물의 80% 이상이
유전자조작을 거친 농산물이다.
그 안전성은 최소한 몇 세대가 지나가야 검증이 된다.

중현상을 막을 수 없다.

도시생활에는 여러 가지 특징이 있다. 우선 주거공간의 제한과 함께 인구의 밀집은 필연적으로 에너지 수요를 늘게 한다. 움직임도 제한되어 심각한 운동부족이 나타난다. 바쁜 시간을 쪼개 쓰기 위해 각종 교통수단과 통신수단에 의존하기 때문이다. 이런 편의수단이 발전할수록 필연적으로 운동부족 현상은 확대된다.

도시는 낮에만 움직여서는 지속될 수 없는 숙명적인 속성을 띤다. 제한된 낮 시간에만 운영해서는 도시건설에 들어간 투자를 회수할 수 없기 때문이다. 그래서 도시는 필연적으로 24시간 운영될 수밖에 없으며, 이로 인해 도시생활의 환경은 사람의 건강 측면에서 극도로 나빠진다. 도심의 온도가 교외의 온도보다 높은 것도 그 때문이다.

도시생활의 스트레스

도시생활은 최고도의 엔트로피*가 쌓이는 생활이다. 24시간을 운영하다보면 반드시 밤에 잠을 잘 수 없는 사람들이 생긴다. 여기에 도시에서 발생하는 각종 소음도 수면을 방해하는 원인이 되며, 심한 경우 청각장애나 신경쇠약까지 불러온다.

---

* **엔트로피(entropy)** 본래는 열역학에서 물질의 상태를 나타내는 양의 한 가지 개념. 총량이 정해져 있는 에너지를 변환시켜 사용할 때, 이미 사용되어 다시는 사용할 수 없게 된 에너지가 엔트로피에 해당한다.

수면부족은 도시생활의 대표적인 특징 중 하나다.

도시생활은 서비스를 포함한 상업 활동이 주를 이룬다. 각 분야에서 전문가가 등장하고, 높은 부가가치를 지닌 상품과 서비스의 창출이 지속된다.

그러나 사람 사이의 관계는 오히려 소원해지는 것이 도시생활의 특징이다. 쌓이는 스트레스를 풀 수 있는 장치가 제대로 마련돼 있지 않아서 사람은 사람에게 생긴 스트레스를 기계적으로 풀려고 시도하게 된다. 여기서 우울증을 비롯한 각종 신경질환이 늘어난다. 도시의 구성요소 중 하나인 범죄는 사람 사이의 거리를 더욱 멀어지게 한다. 특별히 무슨 일 없이도 서로 믿지 못하는 관계가 된다. 이 또한 도시생활의 구조적인 문제다.

놀라운 환경의 영향

유전인자보다 환경

사람이 환경의 지배를 받는다는 말을 모르는 사람은 없다. 유전은 타고나지만, 유전적 요인이 표현되려면 환경조건이 들어맞아야 한다. 어떤 성질의 유전인자를 갖고 태어났다 하더라도, 그 유전인자가 표현되기에 적당한 환경과 만나지 않으면 그 특성은 드러나지 않는다.

예를 들어, 부모에게 암의 소양을 가진 유전자를 받아 태어난 일란성 쌍둥이가 있다고 하자. 이들의 유전인자는 같지만 둘 다 똑같이 암에 걸리지는 않는다. 한쪽은 운동도 하지 않고 음식도 가려 먹지 않아 과체중이 되고 다른 한쪽은 운동을 열심히 하면서 음식을 가려 먹은 결과 정상 체중을 유지한다면, 한 사람에게는 암이 나타나고 다른 한쪽에게는 나타나지 않을 가능성이 높다. 환경의 영향은 이처럼 거의 절대적이다.

건전한 인적 환경

좋은 사람들과 사귀면서 건강한 주변 환경을 만들어가는 것은 건강유지에 중요한 조건이다. 생각이 건전해 건설적인 대화가 가능하고 운동을 좋아하며 절제된 식습관을 가진 사람들과 어울리면 좋은 영향을 받게 된다.

환경의 놀라운 영향력을 보여주기 위해, 심리학자 엘렌 랭어는 색다른 실험을 했다. 집 한 채를 빌려 1959년도 풍으로 꾸미고, 70세 이상의 노인들에게 1959년도에 만든 물건을 가져와 살도록 한 것이다. 이들이 가져온 물건은 당시에 유행했던 지포 라이터라든지 '라이프(Life)', '타임(Time)' 등의 잡지, 오래된 브루클린 다저스 팀의 야구모자, 파커 만년필 등 젊은 시절의 추억이 담긴 물건이었다.

이들은 이 집에서 자신들이 가져온 물건에 둘러싸여 당시의 라디오를 듣거나 텔레비전, 비디오를 시청하며 일정 기간 머물렀다. 제대로 움직일 수조차 없는 사람도 있었지만, 기분만큼은 젊음을 만끽하던 시절로 돌아가 지내게 되었다.

일정 시간이 흐른 다음, 이들의 정신작용과 신체의 건강상태를 점검해본 결과, 전과는 완전히 다른 사람처럼 변해 있었다. 양로원에서 외롭게 살거나 자식에게 얹혀 아무런 계획 없이 살던 노인들이, 일주일 사이에 말하는 내용이나 어휘 사용에서 이미 젊은 시절로 돌아가 있었던 것이다. 신체 상태에도 긍정적인 변화가 나타났다. 다양한 만성 성인병 질환이 호전을 보인 것이다. 주변 환경의 변화가 얼마나 큰 영향을 줄 수 있는지에 대한 대표적인 실험이다.

건강한 환경은 건강이 깃들게 하고, 질병치료에도 긍정적인 영향을 끼친다. 환경

**건강한 환경은 건강이 깃들게 하고,
질병치료에도 긍정적인 영향을 끼친다.
환경은 찾아가는 것이 아니라 만드는 것이다.**

은 찾아가는 것이 아니라 내가 만드는 것이다. 어떤 환경이 좋은지는 사람마다 다르다. 나에게 좋은 것이 다른 사람에게도 좋다는 법은 없다. 따라서 사람 사이의 공통분모를 찾아 서로 의지하고 양보할 수 있는 환경을 만들어가는 것이 중요하다.

실내 숲 만들기

많은 사람이 실내 공기가 실외보다 깨끗하다고 생각한다. 그러나 실제로는 실내 공기의 오염도가 실외에 비해 최고 열 배나 높다. 도시에 사는 사람은 하루에 90% 이상의 시간을 실내에서 보낸다. 결과적으로 오염된 실내 공기에서 살면서 알레르기 질환이나 다른 건강상의 문제점을 안고 살게 된다. 창문을 열어 환기하는 것도 한 방법이지만, 겨울이나 여름에는 냉난방 때문에 그마저도 쉽지 않다.

이런 실내 공기를 정화하기 위해서는 식물을 키우는 것이 좋다. 특히 실내 공기에 포함된 각종 화학물질을 흡수하고 이를 분해해 식물에 필요한 성분으로 만들어 쓰는 실내 식물(환경 식물)이 효율적이다. 이 식물들은 탄소동화작용으로 실내 공기 속의 탄산가스를 흡수하면서 산소와 물을 공기 속으로 내보내기 때문에 실내 공기를 깨끗하게 유지시킬 수 있다. 그중 관음죽, 산세비에리아 등 특별히 추천하는 몇 가지 식물이 있다.

'새집 증후군'이나 '병든 건물 증후군(sick building syndrome)'에는 알레르기, 천식, 눈·코·인후 자극, 피로감, 신경질환, 호흡기 충혈, 축농증 등이 포함된다. 실

● 실내 공기를 정화하는 환경 식물 BEST

1990년대에 미국 항공우주국은 우주정거장의 공기를 신선하게 유지하기 위해 공기정화 성능이 우수한 50여 종의 환경식물을 찾아내 공개했다. 덕분에 일반 가정과 사무실에서도 실내 공기 정화에 이용할 수 있게 되었다. 다음은 공기 중 화학물질을 제거하는 능력이 뛰어난 대표적 식물들이다.

① 아레카야자(Areca Palm)　　② 관음죽(Lady Palm)
③ 대나무야자(Bamboo Palm)　④ 고무나무(Rubber Plant)
⑤ 서양담쟁이덩굴(English Ivy)　⑥ 피닉스야자(Dwarf Date Palm)
⑦ 보스턴고사리(Boston Fern)　⑧ 스파티필름(Peace Lily)
⑨ 행운목(Corn Plant)　　　　　⑩ 골든포토스(Golden Pothos)
⑪ 용철수(Dragon Tree)　　　　⑫ 산세비에리아(Sansevieria)
⑬ 알로에(Aloe Vera)

내 식물은 이런 문제를 줄이는 데 도움이 된다. 간혹 장식용으로 집 안에 초를 켜 놓는 경우가 있는데, 이것은 실내 공기에 백해무익이다. 집 안에 향기를 내기 위해 연기를 내는 장치 역시 문제가 될 수 있다. 어떤 연기든 원칙적으로는 건강에 부정적인 영향을 미친다.

환경에서 오는 문제점은 모든 사람들에게 골고루 작용한다. 우리가 사는 생활환경은 불행히도 점점 더 악화되고 있다. 이에 대한 사회적인 대처는 미흡하다. 그렇기 때문에 점점 열악해지는 환경에 관심을 가지면서, 개인적인 해결책이라도 찾아야 한다. 환경문제를 개인적인 차원에서 해결하기는 너무나 벅차지만 자기 집에 공기를 정화하는 식물을 키우는 정도는 누구라도 할 수 있다.

04
땅이 전해주는 건강의 기운, 바른 밥상

음식이 인체에 미치는 영향은 지대하다. 무엇보다 우리의 몸을 구성하고, 몸의 각 부분이 움직이는 데 반드시 필요한 영양소의 공급원이기 때문이다. 좋은 음식이 우리 몸에 들어오면 몸이 건강해지고, 좋지 않은 음식이 들어오면 몸이 약해져 여러 질병에도 잘 걸리게 된다. 특히 음식은 문화적 환경에 가려져 있기 쉬우므로 이를 객관적으로 볼 수 있는 안목을 키워야 한다.

건강한 음식과 성인병의 비밀

좋은 음식 판별법

좋은 음식을 구별해 먹기 위한 몇 가지 원칙이 있다.

첫째, 될 수 있는 대로 가공이 덜 된 음식을 섭취해야 한다. 가공과정에서 원재료의 영양소가 감소되며 인체에 불필요한 각종 화학물질이 첨가될 수 있기 때문이다. 마트에서 식품을 구입할 때는 통조림이나 포장된 식품보다 싱싱한 채소나 생

> 일반적으로 먹이사슬 상위에 속하는 동물일수록
> 더 많은 환경오염 물질에 노출된다.

선, 육류를 사서 직접 조리해 먹는 지혜가 필요하다.

둘째, 일반적으로 먹이사슬 상위에 있는 동물(생선 포함)일수록 더 많은 환경오염 물질에 노출된다. 건강한 식생활을 위해서는 되도록 먹이사슬 하위에 속하는 재료를 선택하는 것이 좋다. 육류는 대개 먹이사슬 상위에 해당하는 식품이다.

셋째, 신토불이란 말이 있듯이 음식은 자신이 태어나고 자란 곳 근처에서 생산된 것을 먹어야 좋다. 각자의 몸을 구성하는 성분은 자기가 태어나고 자란 곳에서 왔을 가능성이 높다. 또한 오늘날처럼 세계화된 유통구조는 필연적으로 환경오염을 더 악화시킨다는 점도 알아두어야 한다.

넷째, 이런 목적에 맞는 음식은 주로 채식이다. 무리해서 육식을 없애기보다 될 수 있는 대로 채식을 선호하는 것이 건강에 좋다.

다섯째, 집에서 마련한 음식은 대체로 위에 언급한 문제를 최소화한 음식이다. 가공이 덜 되었고, 신중하게 고른 식품은 사는 곳 주변에서 생산된 것으로 오염도 덜 되었을 가능성이 높다. 그러나 더욱 중요한 것은, 가정에서의 식사 시간은 복잡한 사회생활에서 벗어난 가족들이 한데 모여 대화하며 사랑을 나누는 시간이란 점이다. 가족과 함께 사랑이 듬뿍 담긴 정갈한 음식을 먹는 것은 다른 어떤 건강 계획보다 우선이다.

이 다섯 가지 조건을 고루 충족하는 식사는 우리가 풍족해지기 이전, 지금 성년 세대가 어린 시절 먹던 밥상이다. 이런 식단에서 효과를 얻기 위해서는 최소한

3주 이상은 실천해야 한다. 좋은 음식을 한두 끼 섭취해서 효과를 보기는 어렵지만, 3주 이상 계속해서 섭취하면 확연한 변화를 느낄 수 있다.

시대에 따른 질병 사망 유형

1900년대 미국인의 3대 사망원인인 질병(31%)은 폐렴·인플루엔자, 폐결핵, 설사·장염 등이었다. 모두 외부 감염으로 생기는 질병이다. 1940년대 들어서는 그 양상이 급격히 변하게 된다. 공중위생이 발달하고, 영양상태가 호전되고, 항생제도 나왔기 때문이다. 폐렴·인플루엔자로 인한 사망원인은 12%에서 3.6%로 줄어들었다. 이후 3대 사망원인 질병은 심근경색, 암, 뇌졸중으로 바뀌었다. 1900년대에 이 세 가지 원인으로 인한 질병사망은 20%대였으나, 40여년 만에 60%대로 껑충 뛰어올랐다.

폐렴·인푸루엔자, 폐결핵, 설사·장염은 나이와 상관없이 걸릴 수 있는 병이다. 그래서 병으로 죽는 사람은 나이와 상관없이 죽을 가능성이 있었다. 그러나 위생, 영양과 항생제의 발달 이후 이 같은 감염 질환으로 죽는 사람이 줄어들면서 인간의 평균수명은 크게 늘어났다. 이로 인해 나이든 이후에 걸리는 심근경색, 암, 뇌졸중과 같은 성인병이 증가했고, 사람은 이제 전염병이 아니라 성인병으로 죽게 되었다.

그러나 이것도 순수하게 '나이가 들었기 때문에 죽는 것'이라고 할 수는 없다. 나이가 든 이후에도 노쇠 현상으로 죽는 사람은 1%밖에 안 되고, 나머지 99%는 여전히 병 때문에 죽음을 맞는다. 예전에는 감염 질환에 걸리지 않고 무사히 늙은 사람은 그저 노환으로 인해 죽음을 맞았다. 집에서 자다가 곱게 돌아가신 할아버지, 할머니에 대한 이야기도 많았다. 그러나 요즈음은 대부분의 사람들이 병원에

> 1900년 미국인들의 3대 사망원인은 폐렴, 결핵, 장염 같은 감염성 질환이었다. 위생환경 개선과 항생제 등장 이후 주요 사망원인은 심근경색, 암, 뇌졸중으로 바뀌었다.

서 죽음을 맞는다. 늙어서 죽기 전에 질병으로 인해 죽는 것이다.

바로 여기에서 식물성 영양소에 대한 관심이 생기기 시작했다. 건전한 식생활과 규칙적인 운동, 스트레스 조절만 잘하면 성인병 예방이 가능하기 때문이다.

정답은 하루 다섯 번 채소와 과일

집 안에서 아이에게 과일과 채소를 먹이려고 노력해보지 않은 부모는 별로 없다. 타이르고, 협박하고, 때로는 뇌물까지 주면서 과일이나 채소를 먹이려고 애쓴다. 왜 그럴까? 과일이나 채소에는 다양한 종류의 비타민, 미네랄, 섬유질과 식물성 영양소가 들어 있어 몸에 좋다는 것을 알기 때문이다. 그래서 최근에는 각종 과일이나 채소 속의 영양소에 대한 연구가 새로운 학문분야로 각광받기도 한다.

특정한 과일, 채소 또는 전곡류를 섭취할 때 특정한 질병이 호전되는 현상은 많이 관찰되었으나, 이에 대한 과학적인 연구 분석은 충분치 않았다. 단지 전통적으로 어떤 증상에 어떤 식물을 쓴다는 노하우 정도만 치료법으로 쓰였다. 다른 나라에서도 민간요법이 과학적 규명 없이 사용되는 예가 많다. 그러나 모든 음식물에 대한 과학적 연구 분석이 이루어지면서 이제는 이론으로 정리가 가능해졌다.

식물성 영양소의 역할

식물성 영양소란 식물이 포함하고 있는 모든 화학물질을 통틀어 일컫는 말이다. 이들 속에는 식물성 호르몬도 있고 식물성 스테로이드도 있다. 이 물질들은 식물이 스스로 생명을 유지하기 위해 만들어내는 것들이다. 인간은 자신의 건강을 위해 이러한 식물성 화학물질을 분석하고 실험해서 어떤 것이 무슨 작용을 하는지에 대해 알아보고, 건강을 위해 활용할 방법을 연구한다. 아직은 초기 단계라 할 수 있으나, 앞으로는 음식으로 병을 예방하고 고치는 독립적인 학문 분야가 생길 것으로 전망된다.

식물성 화학물질에 대한 연구는 탄수화물, 단백질, 지방질, 섬유질, 비타민, 미네랄 등을 제외하고, 광합성으로 만들어진 물질에 대한 연구만으로 제한한다. 예를 들어 카로틴의 한 종류인 라이코펜은 전립선암을 예방하며 심장질환을 예방하는 성질이 있고, 타닌은 암을 예방하고 강력한 살균능력이 있음을 알아내는 것 등이다.

자연에서 온 산화방지제

식물이 지구상에 처음으로 생겼을 때에는 탄산가스가 월등히 많았고, 산소는 극히 적은 양밖에 없었다. 식물은 이런 상태에서 살아남기 위해 탄소동화작용을 하게 되었고, 그 결과 대기 중에 다량의 산소를 내뿜게 되어 산소량은 크게 늘어났다. 과도하게 높아진 산소 밀도 때문에 식물은 스스로를 보호하지 않을 수 없게 되었고, 이를 위해 산화방지성분의 물질을 스스로 생산하게 되었다.

이런 과정을 거쳐 만든 식물의 산화방지제를 사람들이 쓰게 된 것이다. 식물이나 인간이나 산화방지제가 없으면 햇볕을 포함한 각종 연소 반응이나 광화학 반응

> 미 심장협회와 암 협회는 각각 하루 다섯 차례 이상
> 과일이나 채소를 섭취하도록 권고한다.

으로 인해 핵산이 해를 입게 되므로 생명 유지가 어렵다. 나중에는 사람이나 동물도 산소의 피해에서 스스로를 보호하기 위한 산화방지제를 만들어냈다. 그러나 사람은 스스로 만들어낸 산화방지제만으로는 부족해 식물에서 섭취하지 않고는 건강을 유지하는 데 문제가 생길 수 있다.

하루 다섯 번 과일과 채소

식물은 인간을 포함해 지구상에 있는 모든 동물의 생명을 유지하는 데 필요한 모든 영양분을 공급한다. 여러 연구기관이 식물에 있는 화학물질이 건강에 미치는 영향에 대해 많은 연구를 진행 중이다. 이들의 공통적인 견해는 이렇다. "앞으로 연구해야 할 부분이 산더미처럼 쌓여 있다. 식물이 인간의 건강에 미치는 영향은 지금까지 생각하던 것보다 훨씬 크다."

식물의 화학물질에 대한 연구는 아직 진행 중이지만, 지금까지 나온 결과만으로도 과일과 채소의 중요성을 강조하는 데는 충분한 근거가 있다. 연구자들은 하루에 과일이나 채소를 최소 5~9번 섭취해야 한다고 권고한다. 여기서 한 가지 흥미로운 점은 미국의 암 협회가 내놓은 '하루 다섯 번 과일이나 채소 섭취'라는 충고가 미 심장협회에서 제시한 내용과 완벽히 일치한다는 점이다. 암과 심장병 예방 모두 과일과 채소의 섭취가 강조되는 것이다.

산화방지제인 식물성 영양소가 좋다고 하지만,
담배를 피우는 남자에게 산화방지제 베타카로틴은
오히려 암 발생률을 높인다.

콜레스테롤의 산화

사람이 음식과 성인병의 관계에 관심을 기울이기 시작한 때는 1970년대부터다. 음식 속에 들어 있는 콜레스테롤이 심근경색이나 암과 상관관계가 있음을 깨닫게 된 시기다. 이후 심장병 발생에 직접적인 원인으로 콜레스테롤의 혈중농도보다 혈중 콜레스테롤의 산화 정도와 동맥벽에 발생하는 염증이 더 중요함을 알게 되었다. 그래서 심장병은 음식을 통해 예방이 가능하리라는 전망이 조심스럽게 제기되었다. 또한 엽산 섭취가 부족할 때 임산부가 기형아를 낳을 수 있다는 사실도 관찰되면서 이후 임산부에게 필수적으로 엽산 섭취를 권하게 되었다.

1980년대와 90년대에 들어서는 좀 더 광범위하고 종합적인 방법으로 식물성 화학물질에 대한 연구가 진행되었다. 신진대사 끝에 발생하는 호모시스틴이란 아미노산은 동맥경화증을 유발하는 중요한 물질이다. 이에 호모시스틴을 중화시키는 바나나, 감자, 콩, 브로콜리 등을 섭취하면 도움이 된다는 것도 밝혀졌다. 이런 자연음식을 먹음으로 심근경색증과 뇌졸중 위험을 낮추는 방법이 소개되기 시작한 것이다.

식물성 음식은 무조건 좋다?

실험실에서 이런 연구가 이루어지는 동안, 역학 전문가들은 섭취하는 음식과 성인병 발생의 관계에 대한 연구로 새로운 사실을 알아냈다. 일본인이 일본에 살 때에는 미국식 성인병의 발병률이 낮은데, 미국으로 이주해 식습관을 바꾸면 왜 미국식 성인병이 늘어나는가를 조사하면서, 음식과 성인병 발생 사이에 밀접한 관계가 있음을 밝힌 것이다.

과일과 채소, 전곡류를 많이 섭취하는 사람은 대장암 발생률이 40%나 낮았고, 과일과 채소를 많이 먹지 않는 여자는 유방암의 발생이 25%나 높았다. 채식을 하는 사람은 심근경색증과 암의 발생률 역시 현저히 낮아진다는 사실도 알려지게 되었다.

한편, 산화방지제인 식물성 영양소를 지나치게 섭취하면 오히려 나쁜 결과를 초래할 수 있음도 밝혀졌다. 일반적으로 산화방지제인 베타카로틴은 암 예방에 도움이 되지만, 담배를 피우는 남자가 복용할 때는 오히려 암 발생률이 올라간다.

앞으로 건강계획을 세울 때는 식물성 음식에 대한 새로운 연구결과에 계속 관심을 갖고 주도면밀하게 관찰함으로써 건강 유지에 필요한 최신의 정보와 지식을 습득해야 한다. 몸에 필요한 음식물을 골라 먹을 때 건강에 보탬이 되는 것은 물론이고 암 예방에 좋은 점을 찾는 적극적이고 긍정적인 자세도 유지될 것이기 때문이다.

혈당지수와 음식의 관계

혈당지수(glycemic index, GI)를 잘 이해하면, 혈당지수가 평균 혈당치를 유지하는 데 상당한 도움이 된다는 사실을 알 수 있다. 적정선에서 평균 혈당치를 유지한다는 말은 당뇨병이 있는 사람에게도 중요하지만 체중조절, 동맥경화 예방, 저혈당

적정 혈당치를 유지하는 것은 당뇨병이 있는
사람들에게도 중요하지만, 체중조절, 동맥경화와 저혈당 방지 등
건강 유지에도 중요한 의미를 갖는다.

방지 등 건강 유지에도 중요한 의미를 갖는다.

혈당지수가 낮은 음식을 섭취하면 포만감이 들어 배고픔이 더디게 오고, 따라서 식욕조절을 통한 체중조절에 크게 도움이 될 수 있다. 운동선수의 경우 일정한 혈당수준을 유지하는 것은 지구력 유지에 도움이 된다. 반면, 혈당지수가 높은 음식을 섭취하면 혈당치가 빠른 시간 내에 높이 올라가 순발력이 생기지만, 인슐린의 분비가 촉진되어 문제가 생길 수 있다.

혈당지수는 여러 음식이 일정 시간 내에 얼마나 혈당치를 올리는가를 측정해서 결정된다. 일반적으로 탄수화물은 혈당지수가 높은 반면 지방질이나 단백질은 혈당지수가 낮다. 그렇다고 모든 탄수화물의 혈당지수가 다 높은 것은 아니고 단백질보다 혈당지수가 더 낮은 탄수화물도 있다. 혈당지수를 이해하면 전반적인 건강 향상, 동맥경화와 당뇨병 예방, 체중조절 등과 같은 이점을 얻을 수 있다.

전통 식단의 비밀

혈당지수를 쉽게 이해하려면, 전통 식단과 비교해볼 필요가 있다. 우리 조상은 대부분의 경우 고탄수화물, 저지방, 저단백질 음식을 먹고 살았다. 탄수화물이라 하더라도 대부분이 가공되지 않은 복합적인 탄수화물이었다. 이 말은 우리 조상들이 섭취했던 음식은 주로 혈당지수가 낮은 음식이었다는 의미다. 현대인들에게서 당뇨병 환자가 매년 6%씩 늘어나는 것은 변화된 식생활과 무관하지 않다. 현대인

의 식단에 가공식품의 비율이 높아졌다는 점은 주목할 필요가 있다.

혈당치와 함께 올라가는 것이 인슐린이다. 최신의학에 의하면, 인슐린은 동맥경화를 유발하고 혈압을 높이며 심장병을 유발하고 암 발생과도 무관하지 않다. 혈당지수가 낮으면 소화가 천천히 이루어지므로 혈당의 흡수가 서서히 진행되고, 혈당치가 높게 올라가는 것을 막아 인슐린의 분비는 많지 않다. 적정선의 인슐린은 건강에 좋지만, 너무 많은 인슐린은 그와 반대다.

역사적으로 밀가루가 처음 만들어지기 시작했을 때, 서민층은 덜 갈린 밀가루를 먹고 상류층일수록 곱게 갈린 밀가루를 먹었다. 이후 상류층에서는 비만, 당뇨병 등 성인병이 많이 나타났지만 서민층에서는 성인병이 별로 나타나지 않았다. 혈당지수의 차이에 따른 결과다.

가공된 식품은 소화가 빨리 되는 탄수화물뿐 아니라 지방질도 많이 포함된 것이 특징이다. 과체중이 되기 쉬운 복합적인 요소들을 다 갖춘 셈이다. 그 결과 현대인은 인류역사상 가장 큰 체구를 가지게 되었다.

혈당지수의 결정요인

음식의 상태가 혈당지수에 결정적 요인임은 분명하다. 같은 음식이라도 어느 정도의 가공을 거쳤는지에 따라 혈당지수가 높을 수도, 낮을 수도 있다. 가공을 많이 거친 재료일수록 혈당지수가 높다. 최근 2백 년 동안, 급격히 발달한 식품가공 기술과 비례해서 각종 성인병도 늘어났다. 그중에서도 당뇨병이 가장 급격하며 뚜렷하게 늘었다. 식품 식재료의 혈당지수가 결정되는 주요 요소는 다음과 같다.

❶ 젤라틴화 : 밀가루로 풀을 쑬 때, 뜨거운 물에 밀가루를 넣으면 밀가루가 젤라

틴화하면서 풀어진다. 잘 풀린다는 것은 혈당치가 쉽게 올라감을 의미한다. 같은 음식이라도 젤라틴화가 잘 되는 재료는 혈당지수가 높은 음식이다.

❷ **미립자 크기** : 쌀보다는 쌀가루로 만든 음식의 혈당지수가 높다. 즉, 가공을 거친 재료일수록 혈당지수가 높은 음식이 된다. 인간의 식생활에 가장 혁명적인 사건 중 하나가 가루를 아주 곱게 빻는 기술을 개발한 것인데, 바로 이 기술의 개발로 인해 혈당지수가 크게 올라갔다.

❸ **전분의 모양** : 같은 쌀이라도 장미(長米)는 소화가 느린 반면, 단미(短米)는 소화가 잘 된다. 전분 모양의 차이에서 오는 현상이다. 장미는 찰지지 않아 밥을

● 주요 음식재료의 혈당지수

포도당의 당도를 기준(100)으로, 그와 비교 측정한 주요 음식의 혈당지수는 다음과 같다. 모든 음식은 만들어지는 조건(재료와 가공과정)에 따라 달라지므로 이 측정치는 실험마다 다소 차이가 있을 수 있다.

곡물류		빵류	
밥풀과자	82	베이글	95
찹쌀	72	흰 빵	70
백미	56	귀리 빵	65
현미	55	호밀 빵	51

과일·채소류		기타	
수박	72	마른 대추야자	103
바나나	55	붉은 감자	93
사과	38	흰 감자	85
삶은 당근	49	설탕 입힌 도넛	76

지어도 잘 흐트러지지만 단미는 밥을 만들면 잘 뭉쳐진다. 찹쌀이 소화가 잘 되는 이유도 여기에 있다. 찹쌀은 백미보다 혈당치를 급격하게 올린다.

❹ **섬유질의 양** : 섬유질이 많을수록 소화가 더디다. 섬유질이 건강유지에 중요한 이유 중 하나가 바로 혈당치를 서서히 올라가게 하는 역할에 있다.

❺ **음식의 산도와 밀도** : 식초나 레몬주스가 건강에 좋다는 말이 있다. 산이 혈당치를 낮추는 역할을 하기 때문이다. 일설에 의하면 20ml 정도의 식초가 들어간 음식을 섭취하면 혈당치가 약 30% 정도 낮아진다고 한다. 마찬가지로 신 빵(sour dough)도 건강에 좋다. 신 빵은 식욕을 억제하는 데도 도움을 준다.

❻ **지방질** : 지방은 음식물이 위에서 장으로 내려가는 속도를 늦춰준다.

❼ **설탕** : 설탕은 포도당과 과당으로 구성되는데 소화되는 과정에서 포도당과 과당으로 분리된다. 과당은 간까지 가서 포도당으로 분해된다. 여기서 걸리는 시간만큼 혈중 포도당이 늘어나는 속도가 늦춰지므로 혈당지수가 비교적 낮은 것이다. 영양학에서는 단당류인 포도당의 혈당지수를 100으로 삼고 있는데, 이에 비해 과당의 혈당지수는 23이며, 이 두 가지가 합쳐진 설탕의 혈당지수는 60~65 정도가 된다.

암 치료와 예방에 좋은 식품

❶ **십자화 식물** : 꽃 모양이 십자모양이어서 붙은 이름이다. 배추, 무, 양배추, 브로콜리, 케일, 방울다다기양배추 등에는 발암물질을 억제하는 물질이 들어 있다. 가볍게 조리해 자주 먹으면 좋다.

❷ 마늘류 : 마늘과 양파가 포함된다. 암세포의 성장을 억제하는 데 도움이 된다.

❸ 콩류 : 콩에 들어 있는 이소플라본의 작용은 특이하다. 호르몬 작용에 민감한 유방암에 특히 좋다고 알려져 있다. 하루에 50g 정도를 섭취했을 때, 큰 효과를 얻을 수 있다. 발효된 콩은 건강에 좋은 여러 물질이 포함돼 있다.

❹ 강황(turmeric) : 생강과에 속하는 강황에는 커큐민(curcumin)을 포함한 여러 성분이 다양한 측면에서 항암작용을 한다. 인도인은 미국인에 비해 각종 암에 덜 걸리는데, 그 원인을 인도인이 많이 먹는 카레에서 찾는 학자도 많다. 강황은 카레의 주재료로 피페린이 많이 들어 있는 후춧가루를 같이 섭취하면 강황 흡수가 더 잘 된다고 한다.

❺ 녹차 : 차에 들어 있는 여러 성분 중 카테킨이 항암작용을 한다고 알려져 있다. 질 좋은 녹차를 하루 3잔 정도 마시는 것이 좋다.

❻ 장과류(berry) : 장과류는 껍질 속에 연한 살과 딱딱한 씨앗을 가진 작은 열매류의 총칭이다. 블루베리, 블랙베리, 라즈베리, 크랜베리, 포도, 앵두 등 대개 여러 개의 씨알이 송이형태로 열리며, 딸기도 포함된다. 항암효과가 있는 여러 가지 폴리페놀 성분이 들어 있다. 가공되지 않은 것이 더 좋고, 그 다음으로는 얼린 것이 좋다. 조금만 노력하면 일 년 내내 섭취가 가능하다.

❼ 오메가-3 : 생선을 통해 섭취하는 것이 가장 이상적이다. 일주일에 두세 번 섭취하면 적당하다. 부득이 영양제로 섭취해야 할 때는 오염된 바다와 무관한 데서 추출한 오메가-3를 선택해야 한다.

❽ 토마토 : 토마토의 붉은색을 내는 라이코펜은 항암작용 외에 심혈관 건강에도 좋게 작용한다. 생으로 섭취하는 것보다는 가열해 조리한 토마토에서 더 많은 라이코펜을 섭취할 수 있다.

> 케일, 브로콜리, 무, 배추 등 십자화과 식물에는
> 발암물질을 억제하는 물질이 들어 있다.
> 가볍게 조리해 자주 먹으면 좋다.

⑨ **감귤류** : 오렌지를 포함한 여러 감귤류에는 암 예방과 항암 효과를 가진 여러 가지 식물성 화학물질이 들어 있다. 이 외에도 비타민 C를 포함한 여러 가지 영양소가 포함돼 있고, 무엇보다 쉽게 구할 수 있는 장점이 있다.

⑩ **포도** : 적포도주에 들어 있는 레스베라트롤은 강력한 항암작용을 가진 것으로 알려져 있다. 일반적으로 알코올 섭취는 권장하지 않지만, 제대로 양조된 붉은 포도주에는 레스베라트롤을 포함한 여러 가지 식물성 화학물질이 들어 있어 적당량의 붉은 포도주가 항암작용에 도움이 된다는 연구결과도 있다.

⑪ **생강** : 암 생존자에게는 생강이 큰 도움을 줄 수 있다. 특히 항암치료 후 흔하게 일어나는 구역질에 큰 도움이 되며 차 멀미에도 효과적이다.

⑫ **다크 초콜릿** : 코코아 함유량이 70% 이상인 다크 초콜릿에는 다량의 폴리페놀이 들어 있는데, 이것이 심혈관 질환과 암에 좋은 작용을 한다. 특히 입맛이 없어진 암 생존자는 맛있는 다크 초콜릿으로 어느 정도의 배고픔을 달랠 수도 있다. 다른 단 음식보다는 다크 초콜릿이 더 좋은 선택이 될 것이다.

4장

암 진단 후, 어떻게 생활해야 할까?

01
치료 중 부작용이 생겼을 때

　　　　　　암 치료 중 또는 치료가 끝난 후 발생할 수 있는 부작용의 종류는 사람마다 다르다. 치료 받는 부위에 따라, 기간에 따라, 치료제의 종류나 그 용량에 따라서도 다르다. 따라서 암 치료를 받기 전 담당의사에게 이에 대해 자세한 문의를 해야 한다. 부작용은 환자의 약 1/3 정도에서 나타나며, 그것도 대부분은 치료가 끝난 후 없어진다.

　암 치료를 받으면서 생기는 가장 흔한 부작용은 식욕부진과 구역질이다. 이에 대해서는 영양전문가가 도움을 줄 수 있다. 지레 겁을 먹고 일상 음식을 멀리하지 말아야 한다. 앞에서 말한 대로 치료가 끝나면 대개 입맛이 돌아오고 구역질도 없어진다. 미 국립 암연구소에서 알려주는 암 치료 부작용 대처법을 살펴보자.

식욕부진이 왔을 때

입맛이 없어지는 것은 암 환자에게 아주 흔한 현상이다. 암 치료 중 일어나는 구역질로 입맛이 없어지기도 하지만, 보통은 암 자체만으로도 입맛을 잃는다. 암에 걸렸다는 정신적인 충격과 걱정으로 우울증에 빠지거나 육체적, 정서적으로 음식에 대한 흥미를 잃기 때문이다. 따라서 식사시간마다 마음을 느슨하게 가져 최대한 편안한 마음으로 식탁을 대하려는 노력이 필요하다.

다음의 지침을 새겨두면 도움이 된다.

- 무리하지 않는 범위 내에서 일상생활을 정상적으로 유지하려고 노력한다.
- 음식을 먹을 때 시간을 천천히 써라. 절대로 서두르지 말아야 한다.
- 식탁, 식사시간, 분위기를 바꿔본다. 식탁에 꽃을 놓거나 식탁보를 좋아하는 색으로 바꾼다. 혼자서 식사할 때는 좋아하는 음악을 듣거나 좋아하는 TV 프로그램을 시청하는 것도 도움이 된다. 하지만 가장 좋은 것은 여럿이 어울려 식사하는 것이다.
- 배가 고플 때는 굳이 때를 기다리지 말고 아무 때라도 먹어야 한다. 하루 세 끼라는 고정된 생각을 버리고 조금씩 여러 번에 걸쳐 먹는 것도 도움이 된다.
- 색다른 음식을 시도해본다.
- 밤낮을 가리지 말고 음식이 당기면 아무 때나 먹을 수 있도록 준비한다. 좋은 군것질거리나 양질의 음료수, 음식을 조금씩 자주 먹는 것이 기본이다.

입안이나 목이 아플 때

방사선치료, 화학요법, 또는 입안에 감염이 있을 때 잇몸, 입안 전체, 목, 식도가 아픈 경우가 종종 있다. 이런 경우에는 먼저 의사에게 증상을 알리고 다른 병으로 인한 증상인지 암에 의한 증상인지 확인해야 한다. 다른 병이라면 의사에게 밝히고 적절한 치료를 받는다. 이런 경우에는 음식에 따라 씹기 어렵거나 삼키기 어려운 경우도 많으므로, 편하게 씹어 넘길 수 있는 음식을 고르는 것이 중요하다.

- 부드러운 음식을 원칙으로 한다. 바나나, 사과소스, 복숭아, 수박, 으깬 감자, 마카로니, 푸딩, 죽, 미음, 믹서에 간 채소 등을 준비한다.
- 오렌지나 자몽과 같이 신맛이 강한 자극적인 과일을 피한다. 짠맛, 매운맛, 신맛도 피한다.
- 요리할 때, 재료를 잘게 썰고, 충분히 익힌다.
- 음식에 아마씨유나 올리브유를 넣으면 비교적 잘 삼킬 수 있다.
- 상태가 심할 때는 음식 전체를 믹서에 갈아 먹어도 된다.
- 음료가 입안에 닿지 않도록 빨대를 이용해 마신다.
- 음식을 실온에 두거나 차게 해서 먹는다. 더운 음식이 더 자극적이다.
- 음식을 삼킬 때 무게에 따라 목을 뒤로 젖히거나 앞으로 굽히면 비교적 쉽게 넘길 수 있다.
- 먹은 후 속 쓰림이 문제가 된다면, 바로 눕지 말고 한 시간 정도 앉아 있거나 서서 움직인다.
- 만일 치아나 잇몸이 아플 때는 치과의사에게 가서 치료를 받도록 한다.
- 물로 입안 청소를 자주 해 남아 있는 음식 찌꺼기로 인한 감염을 막는다.
- 심한 경우 의사에게 요청해 음식을 삼킬 동안만이라도 입안을 마취하는 약을 쓸 수도 있다.

입맛이나 냄새가 변했을 때

입맛이나 냄새 감각이 변할 수도 있다. 흔히 입맛이 쓰거나 쇠 냄새를 맡는다. 육식과 같은 고단백질 음식을 섭취할 때 더욱 심할 수 있다. 이 경우 입맛이나 후각이 완벽하게 돌아오게 할 수는 없다. 그러나 다음과 같은 몇 가지 방법이 도움이 될 수 있다.

- 음식을 고를 때나 요리할 때, 좋아하는 것을 고른다.
- 냄새가 강한 음식을 피한다.
- 양파, 마늘이나 바질, 오레가노, 로즈메리 등 특색 있는 양념을 써본다.
- 오렌지, 레몬 등 강한 맛이 나는 과일을 시험적으로 써본다.
- 실온에 둔 음식을 먹는다.
- 입맛에 맞지 않는 음식은 더 이상 시도하지 않는다.
- 치과의사의 진료를 받아 다른 이상이 없음을 확인한다.

입안이 마를 때

목이나 머리 부분에 화학요법이나 방사선치료를 받으면 침샘이 잘 작용하지 않아 입안이 마르는 경우가 있다. 입안이 마르면 음식을 씹거나 삼키기 힘들며 맛을 느끼기도 힘들다. 아래 제시하는 방법과 '입안이 아플 때'의 지침을 함께 참고하자.

- 아주 달거나 입안이 얼얼하도록 매운 음식과 같이 강한 맛을 지닌 음식으로 침이 나오도록 유도한다.
- 달지 않은 껌이나 과자를 입안에 넣고 오랫동안 씹어본다.
- 연한 음식이나 믹서에 간 음식은 삼키기 쉽다.
- 입술의 습도를 적당히 유지할 수 있도록 바르는 것을 찾아본다.
- 물을 조금씩 자주 마심으로써 입안을 부드럽게 만든다.
- 입안이 심하게 마르면 치과의사에게 입안을 씌우는 치료를 받는다.

구역질이 날 때

구역질은 가장 대표적인 부작용 중 하나로 암 자체로 인해, 암 치료 과정에서, 그리고 체력 저하 등 암과는 상관없이 나타난다. 특히 수술 후, 화학요법이나 방사선 치료 중, 또는 생리적 치료 후에 많이 나타난다. 구역질이 날 때 다음과 같은 방법으로 대처할 수 있다. 치료가 끝난 후에는 구역질도 없어지는 것이 보통이다.

- 구역질을 방지하는 약을 의사에게 처방 받는다.
- 마른 과자, 요구르트, 오트밀, 프레첼, 얼음조각, 파인애플 등을 조금 먹는다.
- 기름기 있는 음식과 강한 맛이 나는 음식, 단 음식은 피한다.
- 적게 자주 먹는다.
- 조리 후 남은 냄새를 피하고, 방이 너무 덥거나 습도가 높지 않게 한다.
- 식사 후 물을 많이 마셔서 오는 포만감은 구역질에 좋지 않다. 그러나 식사시간

이외에는 적은 양의 물을 자주 마시는 것이 좋다. 빨대를 이용하면 구역질이 덜 난다. 이때에도 찬 음료수가 좋고, 맞는 음료수를 얼려서 조금씩 마시면 좋다.
- 구역질에는 찬 음식이 좋다. 더운 음식은 구역질을 더 심하게 만들 수 있다.
- 구역질이 날 때 억지로 먹는 음식은 나중에 구역질이 없을 때도 먹기 싫어질 수 있으니 유의해야 한다.
- 식후에는 앉은 상태로 휴식을 취하는 게 좋다. 위에 들어간 음식이 장으로 내려가는 시간이 짧아지기 때문이다.
- 주로 아침에 구역질이 많이 난다면, 잠자리에서 일어나기 전 크래커나 토스트를 먹어본다.
- 옷은 꽉 조이지 않는 느슨한 것으로 입는다.
- 방사선치료나 화학요법을 받기 전에는 공복을 유지하는 것이 구역질 예방에 좋다.
- 어떤 음식을 먹을 때, 어떤 시간에, 어떤 상황일 때 구역질이 나는지를 매번 적어보면 자신에게 맞는 유용한 정보를 얻을 수 있다.
- 생강은 구역질에 효과적이므로 여러 방법을 사용해 먹는다.

토할 때

치료를 받은 후에 음식 냄새, 뱃속의 가스 혹은 차멀미 때문에 토할 때가 많다. 사람에 따라 특정한 상황이 되면 토하는 경우도 있다. 예를 들면, 병원에 가 있을 때와 같은 경우다. 수일간 계속해서 토하는 경우에는 의사에게 알려야 한다.

대개 구역질이 발전하면 구토로 이어지므로 구역질을 치료하면 토하는 것도 막을 수 있다. 구토가 심해질 때는 단전호흡, 명상, 근육이완운동 등이 도움이 된다.

- 의사에게 구역질이나 토하는 데 좋은 약을 처방 받는다.
- 구토가 완전히 멎을 때까지는 물도 마시면 안 된다.
- 구토가 완전히 멎은 후 약간의 물을 마신다. 찻숟갈로 하나씩 10분 간격으로 마시다가 괜찮으면 큰 숟갈로 20분마다, 그 다음에는 30분 간격으로 두 숟갈씩 마신다.
- 맑은 음료수를 마실 수 있게 되면, 수프를 먹도록 한다. 이 시점을 지나면서 평상시 음식으로 서서히 옮겨간다.

설사가 잦을 때

설사도 암 자체, 화학요법, 방사선치료, 암 수술 등이 원인이 되어 나타날 수 있다. 그러나 음식에 알레르기가 있거나, 기생충, 그 밖의 다른 감염이나 심리적 요인(정서불안 등)이 원인이 될 수도 있다.

 설사가 심하거나 장기간 계속되면 탈수가 일어나 필요한 영양분의 섭취가 부족해질 수 있다. 그러면 치료에 부정적인 영향을 주게 되므로 설사가 이틀 이상 지속될 때에는 즉시 의사에게 알려야 한다.

- 설사만 나고 구역질이 없을 때에는 물을 많이 마신다. 구역질과 설사가 겹칠 때에는 의사에게 알린다.

- 하루에 세 끼를 먹는 것보다 조금씩 여러 번 나눠 먹는 것이 좋다.
- 소금기(나트륨)와 칼륨이 함유된 음료수를 많이 마신다. 설사할 때 가장 많이 빠져나가는 것이 미네랄이기 때문이다. 이온음료를 많이 마시고, 칼륨이 많은 통조림 복숭아, 바나나, 감자 등도 좋다.
- 쌀로 지은 미음도 설사에 좋다. 쌀에는 장을 쉬게 하는 요소가 있다고 알려져 있다. 따라서 암 치료 후 올 수 있는 설사뿐 아니라 평상시의 설사 때에도 쌀미음은 상당한 효과가 있다. 특히 어린아이에게 잘 듣는다.
- 기름기 있는 음식, 생과일이나 채소는 피하는 것이 좋다. 또한 강한 양념이나 진한 음식도 피하는 것이 좋다.
- 찬 음식, 더운 음식은 설사를 심하게 만들 수 있다. 음식은 실온에 맞춰 섭취한다.
- 카페인이 들어 있는 콜라, 커피 등의 음료를 삼간다.
- 유제품(우유, 치즈, 버터, 아이스크림 등)은 설사를 유발하거나 악화시킬 수 있다. 설사가 있을 때는 유제품을 절대로 먹지 않는다.
- 설사가 갑자기 날 때에는 아무 음식도 먹지 말고 12시간 정도 맑은 음료만 마심으로써 장에 음식이 들어가지 않게 해 장을 쉬게 한다.

변비가 생겼을 때

암 치료제나 진통제가 변비를 초래하기도 하고 물기와 섬유질이 적은 음식으로 인해 변비가 오기도 한다. 다음의 방법으로 변비를 예방하고 고칠 수 있다.

- 하루 여덟 잔 이상의 물을 마시면 변이 묽어진다.
- 용변 보기 30분 전에 따뜻한 물을 마신다.
- 섬유질이 많은 음식을 섭취한다. 전곡류, 과일, 채소, 콩류 등에 섬유질이 많다.
- 걷기 운동이 효과적이다. 체력과 피로도를 감안해 하루에 어느 정도 걷는 게 좋을지 담당의사와 미리 상의하는 게 좋다.
- 위의 방법으로 효과가 없으면 의사와 상의해서 하제를 복용한다. 하제를 임의로 복용하다가는 설사를 유발할 수 있으므로 반드시 의사의 지시를 받는다.

체중이 증가할 때

암 치료 기간 중 체중이 늘어난다는 것은 대개 몸이 붓는다는 뜻이다. 암 치료제 중 이런 부작용이 나타나는 약이 있다. 이 경우 체중조절을 목적으로 음식섭취를 줄이는 것은 금해야 하며 먼저 의사와 상의를 해야 한다. 대개는 소금기를 줄이라는 처방을 받는데, 소금기가 몸속에 많으면 몸이 붓기 때문이다. 가끔 이뇨제 처방을 받을 수도 있다. 이뇨제는 의사의 지시 아래 써야 한다.

치아가 손상됐을 때

암 자체로도 손상이 올 수 있으나 치료의 영향으로 이나 잇몸이 상할 때가 더 많다. 이에 문제가 생기면 음식을 마음대로 먹지 못해 상태가 더 나빠질 수 있다. 음식을 먹은 뒤, 특히 단 음식을 먹고 난 뒤에는 이를 잘 닦아야 한다. 그 밖에 다음과 같은 방법으로, 이나 잇몸이 상하는 것을 막거나 치료할 수 있다.

- 치과의사를 자주 찾아가야 한다. 특히 구강 근처의 암일 경우에는 치과의사를 상당히 자주 찾는 것이 좋다.
- 부드러운 칫솔을 사용한다. 특히 이나 잇몸이 예민해져 있을 때에는 칫솔과 치약에 특별히 신경 써야 한다.
- 이나 잇몸이 예민할 때는 더운물로 자주 입안을 씻어낸다.
- 체중이 줄거나 식욕이 없는 경우가 아니라면 단 음식을 자제한다.
- 캐러멜, 캔디와 같이 이나 잇몸에 달라붙는 식품은 피한다.

02
끈기 있게 견디는 사람만이 살아남는다

암은 오랫동안 죽음과 가까운 질병이었지만, 근래에는 암을 만성질환의 하나로 보는 시각이 생겼다. 만성질환은 급성질환과 구분되며, 끈기 있고 지속적인 자기관리가 필요하다. 최근 들어 이런 시각이 널리 확산되고 있다.

급성질환은 신속한 치료가 필요하며, 대개는 신속한 처치로 빠른 시간 안에 정상으로 돌아간다. 부엌일을 하다가 손을 베었다면 응급처치를 받고, 어느 정도의 시간이 지나면 완쾌가 된다. 아주 예외적인 상황이 발생하지 않는 한, 더 이상의 추가적인 치료는 필요 없다. 맹장염이나 편도선염, 심지어는 골절도 어느 정도 치료기간이 지나면 완쾌된다.

그러나 만성질환은 급성질환과는 다른 양상을 띤다. 당뇨병을 예로 들어보자. 신진대사증후군은 당뇨병으로 가기 전에 나타나는 하나의 증상으로 본다. 이 시점에서 잘 치료하면, 당뇨병까지 가지 않는다. 그러나 일단 당뇨병 진단을 받으면, 지속적인 치료가 필요하다. 사람에 따라서는 호전되기도 하지만 많은 경우 당뇨병이 점점 더 진행되면서 복용하는 약의 가짓수가 늘어나고, 나아가 당뇨병으로 인한 각종 합병증까지 생긴다. 고혈압, 신장기능 장애, 뇌졸중, 심근경색, 신경장애, 암

> 급성질환은 한 번의 처치만으로 완쾌될 수 있으나,
> 만성질환은 진단부터 치료, 합병증 예방에 이르기까지
> 끈기 있고 지속적인 관리가 필요하다.

등으로 인해 장애가 오거나 심하면 사망에까지 이른다. 당뇨병에 대한 예방에서부터 진단, 치료, 생존기간, 합병증과 사망으로까지 이어지는 과정을 관리하려면 당뇨병을 만성질환으로 보고 이에 대해 단계별로 적당한 대책을 세워야 한다.

만성질환에 속하는 질병은 일일이 다 열거할 수 없을 정도로 많다. 대부분 만성질환의 발병은 생활습관과 환경, 마음가짐과 밀접한 상관관계가 있다. 급성질환의 발병과 만성질환의 발병은 근본부터 다른 양상을 띨 뿐 아니라, 진단, 치료, 회복, 합병증이란 측면에서도 많은 차이점이 있다.

인식의 패러다임을 바꿔라

아직도 암이라고 하면 두려운 병, 괴로움이 따르는 병, 가족에게 고통을 주는 병, 죽음과 가까운 병으로 인식된다. 그러나 암 예방에 대한 강조, 암의 조기 진단과 발달된 암 치료로 암 진단과 치료 후에도 살아남는 사람의 숫자가 급격히 늘면서 근래에는 암을 보는 시각을 바꿔야 한다고 주장하는 과학자들이 많다.

암의 60% 이상이 60세 이후의 노년층에서 발생한다. 인구의 노령화는 필연적으로 암 발생 숫자를 늘게 할 것이다. 이 밖에도 인구의 밀집화와 도시집중 현상으로 생활공간이 좁아지면서 발생하는 환경적 요소와 이로 인해 쌓이는 스트레스 등으

로도 암 발생은 늘어날 것이다.

암 발생의 절대숫자가 늘면서 암의 조기발견, 암 치료 기술 역시 발달해 생존율도 급격히 올라가게 된다. 그 때문에 암 생존자의 증가는 보편적인 시대현상이 될 것이다. 암에 대한 새로운 시각이 등장하는 것도 필연적 결과라고 할 수 있다.

암을 대하는 새로운 태도

암 생존자가 더욱 편안하고 생산적인 삶을 누리고, 암 이후 삶을 위해 알아야 할 정보와 기술을 제공하려는 목적으로 암을 만성질환으로 접근하는 새로운 패러다임이 생기고 있다. 결핵과 AIDS의 사례는 암을 만성질환으로 대하는 데 도움이 된다.

전에는 결핵 치료를 받으면 결핵균이 몸에서 모두 사라지는 것으로 알고 있었다. 그러나 결핵에 대한 새로운 시각은 결핵균이 다 없어지는 것이 아니라, 치료와 함께 몸 어딘가에 숨어 있다가 면역성과 체력이 떨어지면 재발할 수 있다는 것이다. 따라서 결핵의 재발을 막으려면, 평소 건강한 몸을 유지하는 것이 반드시 필요하다. 결핵의 예방, 진단, 치료, 재발 방지에 대한 '만성질환적 접근'이라는 새로운 발상이 생긴 것이다.

1980년대까지만 해도 모두 사망에 이르는 불치병으로 여기던 AIDS 역시, 여러 좋은 약이 나오면서 치사율이 크게 낮아졌다. AIDS 환자는 몸속에 바이러스가 있지만 생명에 지장 없이 살아갈 수 있게 되었다. 결핵이나 AIDS 모두 바이러스를 없애는 치료가 아니라 더 이상 활동하지 못하도록 잡아두고 같이 살아간다는 방식의 새로운 패러다임으로 바뀐 것이다.

> 사람은 누구라도 암에 대해 완전한 면역성이 없다.
> 따라서 누구든 암이 만성질환이라는
> 새로운 인식에 익숙해질 필요가 있다.

암은 만성질환이다

암 생존자에 대해서도 새로운 시각과 함께 새로운 접근이 필요하다. 암 생존자도 스스로 건강을 돌보면서 긍정적으로 자신의 암을 해결한다는 한 단계 높은 인식과 대처가 필요하다. 예방, 조기 발견, 치료, 암 생존자라는 개념은 이제 어떤 한 부분을 떼어놓고 생각하기보다 모두 연결되어 있다는 '연속성'을 전제로 하는 인식이 중요하다. 이런 접근은 단지 암 생존자에게만 요구되는 것이 아니다. 사람은 그 누구도 암에 대해 완전한 면역성은 없다. 우리가 살아가는 환경 속에서 암 발생의 잠재적 가능성을 벗어날 수 없는 한, 어느 누구라도 암은 만성질환이라는 새로운 인식과 패러다임에 익숙해질 필요가 있다.

암이 만성질환이라는 새로운 패러다임이 가능해진 것은 지난 20여 년에 걸쳐 암의 조기 발견과 진단, 치료방법에서 상당한 발전이 있었기 때문이다. 그러나 여기에는 상당한 지식이 필요하고, 철저한 감시 체제, 대처 방안들이 전제되어야 한다. 암 생존자의 고민은 언제 담당의사에게 가야 하며, 보험 혜택이 언제, 어디까지 적용되는지에 대한 불안감과 싸워야 한다는 것이다. 이럴수록 암 생존자는 자신이 할 수 있는 일을 스스로 찾아서 해야 빠른 회복을 기대할 수 있다.

암 돌봄의 6단계

미국의 저명한 의학단체인 IOM(institute of medicine)은 2005년 암 돌봄에 필요한 6단계 과정을 발표했다. 암 예방-조기 발견-진단-치료-생존-생애 마지막 돌봄이 그것이다. 이들은 서로 연결된 개념으로 이에 대한 새로운 접근의 필요성이 강조되었다. 이를 위해 새로운 의료체계가 갖춰져야 하며, 암 전문의는 환자, 가족, 1차의료 의사와 긴밀한 동반자 관계를 이뤄야 한다고 권고했다.

암 돌봄의 연속성

암 돌봄의 연속성은 상당히 유용한 개념으로, 임상적으로 좋은 결과를 기대할 수 있고, 암 생존자의 삶의 질을 향상시켜주는 데 도움이 될 것이다. 그러나 이 새로운 패러다임에 대한 이해와 실천이 쉽지만은 않다. 현재의 의료체제는 가부장적인 의사에게 일방적인 지시를 받고, 환자는 이를 실천해야 하는 형태이기 때문이다. 암 돌봄의 연속성은 이런 가부장적인 기존의 의료체제에 도전하는 내용이다.

 의사, 암 생존자, 가족은 암이 만성질환이라 인식 아래 장·단기에 걸친 목표를 설정해야 한다. 이때는 현재의 의료체제를 벗어나는 아주 이상적인 목표보다 타협과 협조를 기본으로 한 목표를 세우는 것이 좋다. 그러기 위해서는 의사와 암 생존자, 가족 사이에 서로 협조하는 관계를 만들어야 한다. 새로운 개념을 극복하려는 의지와 자세가 필요한 것이다.

암 환자의 자기관리

자기관리(self-management, SM)라는 생소한 용어에 대해 알아보자. 암 생존자의 자기관리는 담당의사와 암 생존자, 가족이 서로 동반자 관계를 이루면서, 암

효율적인 자기관리를 위해 암 생존자는
문제 해결, 결정 내리기, 자원 활용,
의료진과의 동반자 관계 구축, 실천 방안 등을 설정해야 한다.

돌봄의 연속성이라는 패러다임 아래 암 생존자를 강하게 해 나은 임상 결과와 함께 삶의 질을 향상시킨다는 목표가 있다. 암 생존자에게 자신감을 불어 넣어주면서, 긍정의 힘으로 무기력증에서 벗어나 자신이 할 일이 무엇인지를 찾아내 적극적이고 주관적인 태도로 살아가도록 도움을 주는 것이다. 요즈음에는 자기관리라는 용어와 함께 그 방법에 대한 구체적인 임상연구도 이루어지고 있다.

자기관리의 기본 작업

자기관리는 지난 40여 년에 걸친 과학적 고찰의 결실로 등장한 개념이다. 자기관리에 대한 정의는 여러 가지로 표현할 수 있으나, 가장 대표적인 것은 전통의학의 도움을 넘어서는 내용이 포함된다는 것이다. 한 정의에 따르면, 자기관리란 한 사람이 자신의 증상을 관리하면서, 자신의 만성적인 암 상태와 연관된 치료과정과 신체적·사회적 생활습관의 변화로부터 오는 결과를 스스로 관리한다는 뜻을 담고 있다. 만성질환이 있는 사람에게 자기관리는 평생에 걸쳐 소홀히 할 수 없는 과제다.

성공적인 자기관리를 위해서는 다음의 세 가지 기본적인 작업이 필요하다.

첫째, 자신의 병에 대한 의학적인 관리, 둘째 만성질환에 의해 변화된 인생 역할에 대한 관리, 셋째, 만성질환 때문에 발생한 심리적인 결과에 대한 관리다.

이 같은 관리 임무를 제대로 수행하기 위해서는 문제 해결, 결정 내리기, 자원 활용, 의학적인 문제에 대한 의료진들과의 동반자 관계, 실천 방안 등을 먼저 설정해야 한다. 가족의 도움이 있다면 더욱 강력한 자기관리를 형성할 수 있다.

지난 20여 년에 걸쳐, 암 돌봄의 연속성이란 개념은 상당한 발전이 있었다. 그동안 암 생존자의 자기관리와 관련해 큰 영감과 구체적 아이디어, 또 주목할 만한 연구결과 등을 제시해준 참고문헌을 검토했다. 1992년부터 2007년까지 발표돼 세 개의 주요 의학 데이터베이스(Medline, CINAHL, PubMed)에 축적된 참고문헌을 자기관리와 연관된 여러 개의 키워드로 추출한 결과, 32개의 참고문헌을 치료 중 자기관리, 치료 후 자기관리, 그리고 생의 마지막 자기관리로 분류할 수 있었다.

치료 중에는 어떻게 할까

화학요법과 방사선치료의 안전성이 개선되면서 입원치료에서 통원치료로 그 방법이 바뀌고 있다. 따라서 통원치료를 기다리는 동안 암 생존자가 가정에서 어떻게 대처해야 하는지 등에 대한 새로운 매뉴얼의 필요성이 대두했다.

최초의 연구에는 암 생존자가 항암치료를 받는 동안 긍정적인 자세를 가지게 되면 부작용을 줄이고 더 큰 임상효과를 얻을 수 있을지에 대한 연구가 포함되었다. 암 전문 간호사가 개발한 프로그램(The PRO-SELF Program)에는 화학요법과 연관된 증상인 구강점막염, 구역질, 구토증, 감염 등이 들어간다. 그 연장선에서 개발된 통증조절 프로그램(The PRO-SELF Pain Control Program, PSPC)은 암 생존자가 스스로 통증 수준과 진통제 사용에 대해 기록함으로써 통증에 대한 스스로의 대응력을 키우고 통증을 줄이는 방법을 찾는 데 도움을 주었다.

또 자기 도움형 개입 지침(self-help intervention protocol, SHIP)을 만들어 유방암 보조치료를 받을 때 암 자체에 대한 지식과 문제해결능력을 높여주고, 부정적인 의식을 바꿔주며, 의료진과 효과적으로 대화하는 방법 등을 알려줌으로써 불확실성을 줄여나가는 데 도움을 주었다. 이 결과 암 생존자는 스스로를 돌보는 태도가 올라갔고, 심리적인 적응과 암 지식에 대한 자신감 역시 올라갔다. 또한 피로감, 통증, 구역질, 우울증 같은 부작용도 줄어들었다.

다른 연구도 비슷한 결과를 보여준다. 가족의 지원과 함께 자신의 긍정적인 태도, 배려, 불확실성의 제거, 증상관리에 대한 도움을 받으면서 생활하는 진전된 유방암 생존자 그룹과 이 같은 프로그램에 참여하지 않은 다른 진전된 유방암 생존자 그룹 사이의 삶의 질을 비교한 연구다. 프로그램에 참여한 생존자 그룹은 참여하지 않은 그룹에 비해 무기력증, 부정적인 태도 등에서 긍정적인 태도로 바뀌고 배려심이 많아졌으며, 동시에 삶의 질이 월등하게 개선된 것으로 나타났다.

치료 후에는 어떻게 할까

자기관리를 채택하게 되면 항암치료가 끝나고 암 생존자로서의 생활로 옮겨가는 데도 도움이 된다. 치료가 끝난 암 생존자는 정기적인 병원 방문, 혹시 재발했을 때 눈여겨봐야 하는 증상이나 징후, 항암치료 후유증, 말기 암 환자가 겪는 현실적 변화의 부담에서 벗어나 새로운 삶을 계획하고 실천해야 하는 새로운 어려움과 마주친다. 여기에 심리적인 어려움으로 인해 현실에 나타난 부정적인 영향을 최소화하는 노력이 필요하다.

생의 마지막 자기관리

암 진단을 받은 암 생존자와 가족은 죽음에 대한 생각을 떨쳐버리기가 쉽지 않다. 암 때문에 생기는 신체기능의 제약으로 일상생활의 활동범위가 줄어들면 자연스레 죽음까지 생각이 미치게 된다. 그렇더라도 현재 삶의 모습과 생활습관을 유지하는 데 지장을 주지는 않도록 해야 한다.

한 연구에서는 방사선치료를 받는 암 환자들에게 다섯 가지 항목(인식, 감정, 신체, 사회, 영성)에 대해 목표설정, 책임감, 문제해결, 부정적인 생각 되돌리기, 대인관계, 감정과 영성에 대한 자기관리를 주로 하는 자기관리 프로그램을 도입한 후 삶의 질이 변화되는 것을 지켜보았다. 그 결과, 프로그램 참여자들은 다른 통제그룹에 비해 4주간, 그리고 6개월 후 삶의 질에 대한 비교평가에서 월등하게 좋은 결과를 보여주었다.

만성 돌봄 모델 선택하기

의료진과 암 생존자 사이의 원활한 소통을 통해 모두가 원하는 결과를 얻기 위해서는, 다음의 몇 가지가 체계적으로 갖춰져야 한다. 자기관리, 결정·정보처리, 의료기관, 사회로부터의 도움 체계다. 의료진과 암 생존자가 불필요한 장애물을 피해 효과적으로 상호 소통할 수 있는 최상의 체계가 구축되어야 한다는 뜻이다.

신뢰 프로세스와 소통 모델

환자가 알아야 할 것을 알고 있으면서 이를 스스로 처리할 수 있는 지식과 함께 자신감을 잃지 않는 신뢰의 기본이 형성됐을 때, 자기관리는 가장 효과적인 결과를 기대할 수 있다. 의료진과 암 생존자 사이에는 여러 문제가 생길 수 있다. 그럼에도 새로운 의학 정보와 의견을 아무런 오해 없이 있는 그대로 주고받을 수 있어야 한다.

> 사회적인 도움 역시 만성 돌봄 모델에 포함되어야 한다.
> 교통편의, 집안일 봐주기, 금연클래스, 운동, 체중관리,
> 동병상련, 일시적인 보호, 자기관리 훈련, 재정상담 등이다.

 이를 위해서는 우선 암 생존자가 무엇을 원하는지가 이 모델에 포함되어야 한다. 다음에는 의료진이나 암 생존자 지원모임의 리더가 암 생존자에게 필요한 것을 채워주려는 자세와 노력이 있어야 하며, 이런 과제를 해결하기에 가장 효과적인 방법이 채택되어야 한다. 이를 체계화한 것이 바로 '만성 돌봄 모델(chronic care model, CCM)'이다.

 암 생존자에게는 신체적인 필요성과 더불어 정신적인 필요성 역시 중요하다. 이들에게 동기를 부여하면서 실천 가능한 방법을 제시해 오랜 세월에 걸쳐서 편안하게 실천할 수 있는 길을 열어주는 모델이 필요하다.

 사회적인 도움 역시 만성 돌봄 모델에 포함되어야 한다. 교통편의, 집안일 봐주기, 금연클래스, 운동, 체중관리, 동병상련, 일시적인 보호, 자기관리 훈련, 재정상담, 그 밖에 여러 일반적인 도움 등이다. 이런 일반적인 면은 의료진이 모두 도와줄 수 있는 내용이 아니다.

 암 생존자에 대한 사회의 관심과 도움을 통해 사회는 암 생존자를 돕는 목적 외에도 암에 대한 인식 제고와 암 예방이란 측면에서 긍정적이고 생산적인 관계망을 형성해갈 것이다.

바람직한 돌봄 모델

만성 돌봄 모델은 무엇보다 적극적이어야 한다. 일이 끝난 다음 결과를 처리하려

만성 돌봄 모델을 쓰면 스트레스 감소,
공포와 우울증 해소, 불면증에 대한 대비,
정상 생활을 위한 지식과 기술 습득 등의 도움을 받을 수 있다.

는 자세보다 사전예방으로 일이 발생하기 전에 미리 대비하는 자세가 필요하다. 암 생존자가 자신의 병에 대해 적극적인 생활습관과 마음자세를 가지고 살아간다면 암의 재발과 부작용을 최소화하는 데 도움이 된다.

만성 돌봄 모델에서 가장 피해야 할 것은 앞뒤가 맞지 않는 모델을 선택하는 일이다. 암이란 최소한 여섯 단계의 연속성을 가지므로 거시적인 안목과 목표로 대하는 것이 좋다. 왼손이 하는 일을 오른손도 알고 있어야 한다.

만성 돌봄 모델을 쓰면서 얻을 수 있는 이점은 스트레스 감소, 공포와 우울증 해소, 불면증에 대한 대비, 정상적인 생활로 돌아갈 수 있는 지식과 기술 습득, 항암치료에서 오는 부작용과 장애를 이기고 암 생존자로 살아가는 당당한 마음 자세 등을 들 수 있다. 이 밖의 여러 문제점들에 대해서도 그때그때 전향적인 대처방안을 배우게 된다.

자기관리에 도움 되는 방법들

자기관리와 만성 돌봄 모델에 도움을 줄 수 있는 여러 방법이 있다. 여기서는 앞에서 언급한 생활습관 개선, 운동생활, 양질의 수면생활, 무기력증에서 벗어나기, 긍정적인 마음 외에 활용 가능한 방법을 소개한다. 이 수단들 또한 이론적으로 검증되었을 뿐 아니라 많은 사람들이 임상에 응용해 효과를 얻고 있는 방법이다. 잘 활용하면 자기관리와 만성 돌봄 모델의 결과를 얻는 데 도움이 될 것이다.

마음을 다스려라

마음 챙김 명상법, 초월적 명상법 등 다른 몇 가지의 명칭들이 있으나 그 내용은 대개 비슷하다. 명상법은 한 곳으로 생각을 모으면서 마음과 몸을 이완시켜준다. 진통과 불면증 해소 등 암 생존자에게 여러 면에서 도움을 준다. 명상법은 암 치료에 직접적인 도움을 준다기보다 암 생존자의 삶의 질을 높여주면서 편안한 마음을 갖게 해준다는 점에서 큰 도움이 된다.

명상법을 제대로 수행하면, 혈압, 혈당, 불안감, 만성통증, 외상 후 스트레스 증후군으로 오는 여러 가지 증상이 완화된다. 여기에 기분이 좋아지며, 정신이 맑아지고, 자존감 회복 등 주관적인 느낌까지도 올려간다.

명상법을 수행하는 데는 여러 가지 방법이 있다. 앉은 자세, 누운 자세, 심지어는 걸으면서 명상할 수도 있고, 화두를 정해 마음과 정신을 한 곳에 집중하는 방법도 있다. 처음에는 명상의 방법에 대해 배워야 하지만, 배운 다음에는 스스로 원하는 시간과 장소에서 자유롭게 명상을 수행할 수 있다. 명상법은 이미 많은 암 센터에서 사용하고 있으며, 암 환자는 물론 다른 병으로 고생하는 환자에게도 도움을 준다.

과학적인 비교 연구사례도 많다. 90명의 암 생존자를 상대로 7주간에 걸쳐 명상법을 실시한 그룹과 이를 실시하지 않은 그룹을 비교한 결과, 명상법을 실시한 그룹에서는 스트레스와 관련된 증상의 보고가 31% 줄어들었으며, 65%의 암 생존자가 더 나은 상태를 보여주었다고 한다.

심리치료는 암 생존자에게 심각한 육체의 병에서 오는
감정적인 스트레스와 여기서 생길 수 있는
육체의 증상에 초점을 맞춘다.

　명상법에서 주의해야 할 부작용은 정신적인 혼란이다. 이는 주로 원래부터 정신질환을 앓던 사람에게서 나타난다. 이를 제외하고는 암 생존자가 명상을 통해 얻을 수 있는 이로운 점이 해로운 점에 비해 월등히 높다.

심리치료를 활용하라

상담치료라고도 부르는 심리치료는 사람들의 생각, 느낌, 행동에 변화를 주는 치료방법이다. 암 생존자가 겪어야 하는 불안증, 우울증 해소에 도움을 줌으로써 삶의 질을 높인다. 또한 심리치료는 결단이 필요한 경우에 도움을 주고, 마음의 평온을 얻도록 도와준다. 암 생존자만이 아니라 배우자 등 가족들도 심리치료를 통해 도움을 얻게 된다. 경우에 따라서는 집단적인 심리치료를 할 때도 있는데, 이때는 전문적인 심리치료사가 반드시 필요하다.

　상담에는 감정적인 문제, 직장에서의 문제와 집 안에서의 문제 등에 대한 내용이 포함된다. 대부분의 암 전문 병원에는 심리치료 전문가가 있어 암 생존자에게 심리상담을 해준다. 보통은 심리치료사 사무실에서 상담을 실시하지만 경우에 따라서는 병원이나 암 생존자의 집에서도 가능하며, 대체로 한 번에 45~50분 정도의 시간이 소요된다. 일주일에 한 번 정도 상담이 이뤄지며 환자의 상황이나 필요에 따라 상담가와 의논해 횟수를 조정할 수 있다.

　심리치료는 어느 것이나 암 생존자에게 심각한 육체의 병에서 오는 감정적인 스

● 심리치료의 종류

행동치료 : 문제가 되는 행동과 여기서 생기는 증상이 있을 때 이를 바로잡아 더 건강한 방향으로 이끌어준다. 생체제어반응이나 근육이완법을 사용한다.

환자중심 치료 : 개인이 현재 겪고 있는 경험과 느낌에 초점을 맞추어 감정이입과 지지를 통해 환자 스스로 도움을 얻을 수 있도록 해준다.

신체중심 치료 : 인간의 감정이 육체에 저장되어 신체의 긴장과 제한을 초래한다는 전제 아래 호흡법, 신체운동, 압통법 등을 이용해 심신의 긴장을 풀어주는 치료법이다.

인식행동 치료 : 환자가 반복적으로 하는 부정적이고 옳지 않은 생각과 여기에서 발생하는 행동을 바꾸는 데 목표를 둔다. 인식행동 치료사는 환자의 생각과 메시지를 다시 프로그래밍 하면서 자신을 향해 긍정적으로 말하는 내적인 대화를 추진하게 된다. 집에서 혼자 연습하는 시간을 자주 가지면서 효과를 극대화한다.

가족·배우자 치료 : 가족이나 배우자 사이의 인간관계에 초점을 맞추는 치료방법이다. 가족이나 배우자와 서로의 느낌을 효과적으로 주고받을 수 있도록 도와준다. 상당한 효과를 얻을 수 있다.

집단치료 : 치료의 목적과 집단의 크기에 따라 방법에서 많은 차이가 있다. 일주일에 한 번 만날 수도 있고, 한 달에 한 번 만날 수도 있다. 다른 사람과 사귀는 기술, 불안을 감소시키는 기술, 공통점을 발견하는 방법, 감정적인 지지를 가르쳐주는 치료 등이다.

정신역동 치료 : 전통적인 정신분석 치료와 비슷하다. 어렸을 때의 경험과 현재의 감정적인 반응 사이의 관계를 알려줌으로써 장기적인 이익을 얻게 하는 치료법이다.

트레스와 여기서 생길 수 있는 육체의 증상에 초점을 맞추게 된다. 암 생존자가 겪는 무기력감, 우울증, 불안감에 대한 생각을 바꾸어주면서 좀 더 긍정적이고 희망적인 인식을 심어주는데, 별다른 항암치료가 없는 경우에도 암 생존자에게 많은 도움이 된다. 심리치료를 받을 때는 반드시 일정한 훈련과 교육으로 면허를 받은 사람에게 받는 것이 안전하다.

상상을 유도하라

유도영상법은 정신운동을 통해 마음에 영향을 주는 방법으로, 몸의 건강과 삶의 질 향상에 긍정적인 영향을 주는 것을 목표로 한다. 특정한 장면, 소리, 냄새, 맛, 또는 다른 감각을 상상하면서 일종의 꿈을 꾸는 것과 같은 방법을 사용한다. 암 생존자 외에 다른 종류의 환자에게도 자주 쓰이는 치료법이다. 일부에서는 이 치료법이 오히려 암의 진전에 영향을 줄 수 있다고 주장하기도 하나, 아직은 과학적인 데이터가 이를 뒷받침해주지 못하고 있다. 스트레스, 불안감, 우울증을 줄여주고 통증에도 도움을 줄 수 있으며, 혈압을 낮추고 화학요법에서 올 수 있는 부작용을 줄여주면서 암 생존자가 스스로를 통제한다는 자신감을 갖게 해준다.

유도영상법으로 이완반응을 유도하면서 마음과 몸이 명상이나 자기최면과 비슷한 상태로 들어가는 효과를 기대할 수 있다. 전문가에 의하면, 유도영상법은 심장박동수를 느리게 하거나 혈압을 떨어뜨리며 뇌파에도 변화를 가져올 수 있다. 또한 통증과 불안증을 해소하면서 약의 효과도 올려준다.

유도영상법은 우울증과 공포증 극복에 도움을 주며, 스트레스를 완화하고 자신감을 올려주면서 삶에 대한 통제능력을 더해주기 때문에, 대화에도 자신감이 생기게 한다. 이로 인해 면역성이 올라가고 금연에도 도움을 받을 수 있다. 암 생존

> 유도영상법은 우울증과 공포증 극복에 도움을 주며,
> 스트레스를 완화하고 자신감을 올려줌으로써
> 자기 삶에 대한 통제능력을 갖게 한다.

자에게는 구역질과 구토증을 극복하는 데도 효과가 있다.

유도영상법에는 여러 가지 방법이 있다. 한 가지 방법으로, 손바닥을 눈언저리에 올려놓고, 한편으로는 불안한 감정과 연관된 색깔(붉은색 계열 등)을 상상하고, 한편으로는 편안한 감정과 연관된 색깔(푸른색 계열 등)을 상상한다. 그런 다음 편안한 감정의 색깔이 당신을 편안하게 만들어주면서 건강을 회복시키고 웰빙의 느낌을 갖게 하는 영상을 그려본다. 다른 방법으로는, 가슴에 온화한 치유능력이 있다는 공을 품고, 이 기운이 당신의 호흡에 맞추어 온몸으로 퍼져 나가는 영상을 그려본다. 넓게 펼쳐진 평원, 조용한 바닷가, 산들바람이 부는 숲 속과 같은 평화로운 장면을 그리면서 편안한 마음과 몸을 느껴본다.

유도영상법에서 어떤 방법이 다른 방법에 비해 특히 좋다는 말을 하기는 어렵다. 각자에게 가장 적당한 방법을 찾아내 이를 지속적으로 발전시키는 것이 좋다. 유도영상법이 암 생존자의 항암치료 부작용에 도움을 줄 수 있다는 조사 결과는 다수 있다. 유도영상법은 전문가의 지도를 받으면서 실시하면 부작용이 거의 없다.

창조적으로 생각하라

미술치료는 신체적이거나 감정적인 문제가 있을 때, 그 사람에게 창조적인 활동을 통해 감정을 표현하도록 하면서 도움을 주는 방법이다. 감정적인 문제, 자의식 결여 등을 다루거나 말로 표현하기 어려운 병과 인생의 문제점들에 대한 해결책 찾게 한다. '표현적인 미술치료'에는 춤과 율동, 드라마, 시, 사진을 이용한 치료 등이 있다.

미술치료는 창조적인 행동이 치유와 통한다는 아이디어에 기초를 둔다. 미술치료사들은 미술치료가 사람의 숨어 있는 감정을 끄집어내고, 스트레스, 공포, 불안을 줄여주면서 자유로운 느낌을 얻게 해준다고 말한다. 많은 미술치료사들이 창조적인 활동을 통해 뇌파와 뇌에서 나오는 화학물질이 영향을 받는다고 믿는다.

미술치료는 골수이식 환자, 섭식장애 환자, 불안한 젊은이, 장애인, 만성질환을 앓는 사람, 중독으로 고생하는 사람, 성적으로 학대 받은 청소년, 암 생존자를 돌보는 사람 등에게도 도움을 줄 수 있다. 또한 암 치료로 인한 통증과 고통에서 멀어지게도 한다.

미술치료에는 미술 도구가 필요하며, 개인이나 단체 활동이 가능하다. 미술치료사는 환자가 자기를 표현할 수 있도록 창조적인 방법을 제시하면서 감정적인 문제나 걱정에 도움을 준다. 사진치료에서는 사진을 보여주면서 이에 대한 이야기를 전개해 감정의 순화를 돕는다.

많은 병원, 요양원, 정신병원, 양로원, 호스피스, 교도소, 환자의 집 또는 미술치료사의 스튜디오에서 미술치료가 이루어진다. 미술치료는 1800년대부터 사용된 것으로 알려져 있다. 이후 여러 사람의 노력으로 좀 더 널리 활용되게 되었다. 1969년 설립된 미국의 미술치료사협회는 현재 4500명 정도의 회원을 거느리고 있다.

웃음은 항암제다

유머와 웃음은 육체적인 통증이나 정신적인 스트레스를 풀어준다. 웃음은 혈액순

> 미술치료는 골수이식 환자, 섭식장애 환자,
> 불안한 젊은이, 장애인, 만성질환자와 각종 중독자,
> 간병인에게도 도움을 줄 수 있다.

환을 도와주며 면역성을 올려주고, 다른 신체기능을 향상시키기 때문에 간접적으로 질병 치료에 도움을 준다.

유머치료를 활용하는 방법은 크게 두 가지가 있다. 수동적인 방법은 코미디 영화를 보거나 재미있는 책을 읽으며 즐거움을 얻는 방법이고, 자발적 또는 계획되지 않은 방법으로는 일상생활 속에서 스스로 유머를 찾는 활동이 있다. 스스로 유머를 찾고 창안할 수 있다면 암과의 투쟁에도 도움이 된다.

웃음은 호흡을 빠르게 해 산소 이용률을 높여주고, 짧은 순간이지만 특정한 호르몬과 신경전도물질에 변화를 일으켜 심장박동수를 올려준다. 병원에 따라서는 재미있는 영화, 테이프, 책, 게임, 퍼즐 등을 비치해놓거나 자원봉사자가 환자를 즐겁게 해주는 프로그램을 마련해놓기도 한다. 일부 암센터에서는 다른 여러 가지 프로그램과 함께 유머치료를 제공하기도 한다.

웃음치료에 대한 가장 오래된 기록은 성경 잠언서에서 찾을 수 있고, 13세기에 의사가 유머를 통해 환자의 통증을 완화시켰다는 기록도 있다. 현대에는 저널리스트인 노만 쿠진(Norman Cousins)이 자신의 병을 유머로 치료한 사실이 널리 알려지면서 의학계의 큰 관심을 끌었다.

웃음이 사람의 마음을 편안하게 하고 삶의 질을 올려주는 것은 틀림없는 사실이다. 그러나 웃음치료를 비롯해 이차적으로 도움을 주는 여러 방법에 의존하면서 정상적인 현대의학의 치료를 거부하는 행위는 자신을 오히려 더 어려운 처지로

요가는 심장박동, 혈압, 호흡, 신진대사, 체온, 뇌파,
피부의 저항과 같은 몸 기능을 통제해 건강, 스트레스 해결,
이완되는 느낌을 높이면서 심신의 평안과 안정에 도움을 준다.

몰아갈 수 있으므로 조심해야 한다.

호흡을 가다듬어라

요가(yoga)는 일종의 무산소운동으로 특정한 몸의 자세를 통해 호흡과 명상을 하는 방법이다. 요가란 말은 연속성(union)을 의미하는 인도의 산스크리트어다. 요가는 마음과 몸의 이완과 함께 몸의 건강상태와 삶의 질을 올려주기 때문에 일부 암센터에서는 일반 의학적인 치료에 더해 요가 프로그램을 제공하기도 한다.

요가는 개인적인 발달을 돕는다. 도덕적인 기준, 식생활, 신체활동, 명상을 통해 마음과 몸과 영혼의 연속성을 이루게 해준다는 것이다. 요가는 프라나(prana, 생명 에너지)를 공급해준다고 하는데, 이는 중국의 전통적 개념인 기(氣)에 해당하는 말이다. 요가를 실행하는 사람은 요가가 자신을 신체적인 건강, 이완, 행복, 평화, 평안으로 인도해준다고 믿는다.

요가가 스트레스를 줄이고 힘을 늘려주는 좋은 운동 방법이라는 것은 틀림없다. 불면증에 도움이 되고 체력을 올려주며 금연을 하는 데에도 도움을 준다고 한다. 요가를 꾸준히 하면, 거의 초자연적인 정신과 신체의 힘을 얻게 된다고 하는데, 요가 선생인 요기는 초월적 감각은 물론 배고픔과 목마름을 이길 수 있게 되며 심장이나 호흡과 같은 신체 기능도 거의 통제할 수 있다고 한다.

요가의 종류는 수백 가지가 있는데 현재 미국에 가장 많이 퍼져 있는 요가는 하

타(hatha)요가다. 하타요가는 움직임, 호흡, 명상을 통해 마음이 혼돈에서 벗어나 하나로 모아지는, 마음과 몸과 영혼의 결합을 목표로 한다. 완전한 집중으로 사마디(samadhi, 명상의 최고 경지)를 얻을 수 있다. 정신적으로 흐트러짐 없이 온전한 인식을 얻는 것이다. 이를 위해 절제, 호흡, 감각제거, 집중, 명상을 방법으로 삼는다.

요가는 일반적으로 아침 일찍 또는 하루가 끝날 때 한다. 전형적인 요가는 20분에서 1시간까지 지속된다. 앉은 자세로 천천히 움직여 호흡, 배운동 등 목적에 따라 자세를 취하게 된다. 이때 이완을 유도하는 명상과 영상법이 포함되며, 화두를 소리 내어 외치기도 한다. 요가는 일주일에 몇 차례에 걸쳐 수행해야 효과적이다. 요가 선생에게 직접 배우는 것이 효과적이지만 여의치 않으면 책이나 비디오로 배울 수도 있다.

요가는 심장박동, 혈압, 호흡, 신진대사, 체온, 뇌파, 피부의 저항과 같은 몸 기능을 통제해 건강, 스트레스 해결, 이완되는 느낌을 높이면서 심신의 평안과 안정에 도움을 준다. 암 생존자를 포함해 기관지 천식, 당뇨병, 고혈압, 편두통, 심장질환, 약물중독 등에 도움을 줄 수 있다.

영성을 훈련하라

영성이란 자신보다 큰 존재가 있음을 아는 것이다. 종교적인 표현이나 기도를 비롯해 여러 형태의 영성이 있다. 영성과 기도는 암 생존자의 신체의 안녕을 도모하며 삶의 질을 올려주는 효과가 있다. 나아가 영성과 기도로 질병의 부정적인 영향을 줄여주며, 치료 효과를 높이고 회복을 빠르게 하는 등의 영향도 알려져 있다. 심장병, 고혈압, 뇌졸중, 장염 등 다른 질병에도 도움이 된다.

많은 병원에서 영성과 기도가 치유에
미치는 영향을 인정하면서, 기도실을 갖춰두는 것은 물론
목사, 랍비, 스님이 상주해 환자의 영성훈련을 돕는다.

특히 심각한 질병으로 고생하는 사람에게는 영성과 종교가 중요할 수 있다. 인생의 의미를 찾을 수 있을 때 암과의 투쟁에 도움을 줄 수 있기 때문이다. 영성은 질병과 죽음에 대한 스스로의 입장을 받아들이는 데 도움을 주기도 한다.

영성은 여러 가지 형태로 경험할 수 있다. 기도는 그중의 하나로 침묵기도, 소리로 하는 기도, 큰소리로 외치는 기도, 여럿이 같이 소리 내어 하는 기도 등이 있고, 혼자서 하는 기도 또는 교회나 사찰, 공회당에서 여럿이 마음을 합쳐서 하는 기도도 있다. 스스로 하는 기도와 남을 위한 중보기도도 있다. 기도는 절대자에게 자신의 지혜, 힘, 인생살이에서의 문제점 해결에 도움을 청하는 내용이 포함된다.

많은 병원에서 영성과 기도가 치유에 중요하다는 것을 인정하면서, 기도실을 갖춰두는 것은 물론 목사, 랍비, 스님 등 종교 지도자가 상주하며 환자의 영성훈련을 도와준다.

인류는 동서고금을 막론하고 자신보다 더 큰 존재를 찾는 고행을 해왔다. 인간의 표현에 따라서 종교의 형태나 추구하는 가치에서 차이가 날 수는 있으나, 세상의 모든 종교는 기본적으로 힘든 사람, 어려움을 겪고 있는 사람, 병든 사람에게 편안함을 제공해주는 기능과 메시지가 있다.

03
영성 안에서 치유와 회복을 만나다

우리는 모든 일에 시작과 끝이 있음을 알고 있다. 사람의 삶도 태어남과 죽음이 함께 존재한다. 그런데 인간에게 마음과 몸만 있고 영혼이 없다면 무언가 공허하다는 생각이 든다. 마음과 몸만으로 이 세상을 살아간다면, 아주 단편적이고 단세포적인 생활이 될 것이다. 다른 동물과 구별되는 영혼까지 있다고 생각할 때 비로소 앞날을 생각하게 되고, 그 앞날이 죽음 이후까지 연장되는 것을 기대할 수 있다.

식물에게는 분명히 눈에 보이고 손에 잡히는 몸체가 있다. 그러나 식물에게 마음이 있다는 증거는 없다. 하지만 동물세계에서는 몸과 함께 마음도 있다는 여러 가지 증거가 있다. 특히 마음이 두뇌의 작용으로 생기게 된다는 학설에 의하면, 두뇌를 가진 모든 동물에게는 당연히 마음도 있다고 생각하는 것이 옳다.

동물들 중에서도 특히 인간에게는 마음과 몸뿐 아니라 영혼까지 있다고 여긴다. 만약 인간에게 영혼이 없다면 인간과 동물 사이에는 특별한 차이가 없게 될 것이다.

인간과 아주 비슷한 침팬지의 DNA는
구조의 99%가 인간의 것과 같다. 인간에게 영혼이 없다면
인간과 동물의 차별성을 설명하기가 어려워질 것이다.

인간이 구별되는 특별한 이유, 영혼

혹자는 도덕과 이성, 갈수록 쌓이는 지식이 있기 때문에 인간이 동물과 다를 수 있다고 말한다. 그러면서 인간에게 영혼이라는 것은 없고, 다만 고도로 발달한 마음이 영혼의 역할까지 하게 된다는 이론을 펼치기도 한다. 그런데 이런 이론은 곧바로 벽에 부딪친다. 연구를 하면 할수록 동물은 지금까지 인간이 생각하던 것보다 훨씬 더 지능이 높다는 것이 밝혀지고 있기 때문이다. 또한 동물은 대뇌피질의 기능이 없거나 아주 약한 것으로 알려져 있었으나 그렇지만은 않다는 것도 드러났다. 특히 인간과 아주 비슷한 침팬지의 DNA는 99% 이상 인간의 것과 같고, 단 1% 미만에서만 다른 형태를 띤다.

  영혼이 있다고 인정한 다음에야 영혼에 대한 걱정을 할 수 있게 되지, 영혼 자체를 부정하는 입장에서는 영혼에 대한 걱정을 할 필요가 없다. 따라서 영혼을 부정하는 사람에게 이 장의 논의는 해당하지 않는다. 그러나 영혼이 있음을 안다면, 영혼에 대한 대책을 세우는 것이 마땅하지 않을까. 죽음에 대한 공포와 영혼에 대한 대책은 무엇일까. 이 질문에 대해 신학자들이 줄 수 있는 논의를 하자는 것은 아니다. 인간으로서, 인간이 지니고 있는 영혼에 대해 보편적인 생각을 펼쳐보자는 것이다.

죽음과 영혼

죽음이란 영혼에게만 해당되는 사건은 아니다. 오히려 마음과 몸이 함께 해당되는 더욱 구체적인 사건이다. 몸의 죽음에 대해서는 의학적인 죽음으로 대신하면 된다. 그러나 마음의 죽음은 그렇게 간단하지 않다. 몸은 살아 있지만 마음은 거의 죽어 있는 경우도 종종 보게 된다. 그런 경우에 죽은 마음의 모습을 볼 수 있다. 두뇌작용이 이루어지지 않는 상태이기 때문이다. 어떤 원인에서든지 몸은 살아 있지만 두뇌작용이 일어나지 않는다면, 거기에서는 마음이 생기지 않거나, 생기더라도 아주 낮은 차원의 마음밖에 없다고 여겨도 될 것이다.

죽음 이후의 세상은 영혼이 있다는 믿음을 전제하고서야 생각해볼 수 있다. 죽음 이후의 세상이란 곧 영혼의 세상일 것이기 때문이다. 죽음 이후의 세상에 대해 구체적으로 알아볼 수 없듯이, 영혼에 대해서도 구체적으로 알아보기는 힘들다. 마찬가지로 마음과 몸과 영혼 중 어떤 것이 더 중요한지에 대답을 하기도 어렵다.

이제 사람은 과학적인 방법으로 마음과 몸에 대해 비교적 잘 알게 되었다. 하지만 영혼에 대해서는 잘 알 수 있는 길이 없다. 다만 마음과 몸과 영혼이 같이 있으면서 서로 협력하는 것이 아닐까라고 생각해볼 뿐이다. 뜻이 있고, 의도가 있고, 여기에 구체성까지 있는 관계라고 추측하는 것이다. 뜻은 영혼이고, 의도는 마음이며, 몸은 구체성을 띠면서 이 셋이 함께 협력해서 한 생을 살아내는 것이 아닐까.

내면의 발견

"내면에 있는 생명을 생각해보라. 음악은 그곳에 있다(Think of the inner life—where the music exists)." 유명한 중국계 미국인 첼리스트 요요 마(Yoyo Ma)가

"내면에 있는 생명을 생각해보라. 음악은 그곳에 있다."
- 첼리스트 요요 마

한 말이다. 인간의 깊은 내면에서 올라오는 것은 음악, 희망, 사랑과 같은 한 사람의 진정한 모습이다. 이 내면의 자아는 그 사람의 생명이 존재하는 한 같이 있다. 마음과 몸만 생각한다면, 인간의 깊은 자산이 어디서 오는지는 알 길이 없다. 눈에 보이는 몸과 보일 수 있는 마음과 보이지 않는 영혼이 있음으로써 하나의 인간이 된다고 할 수 있다. 한 인간의 값어치가 한없이 크다는 것은 보이는 마음과 몸만으로 결정되는 것이 아니라 내면에 영혼이 있기 때문이다.

영혼이 있음을 인식할 때 믿음이 생긴다. 영혼이 내면에서 그 사람을 이끌어가는 힘이라는 것을 알 때 신앙도 생기는 것이다. 여기서 심각한 질문을 생각해보게 된다. 사람은 나이를 먹으면서 영혼이 있음을 더 깊이 알게 되고, 그로 인해 믿음의 필요성을 느끼게 되는가의 여부이다. 삶의 끝이 다가오고 있음을 느낄 때, 그 끝 이후의 세계에 대한 믿음이 생기는 것일까.

믿음의 시작

바쁘게 살아가는 인생은 마음과 몸에 의지한 생활일 가능성이 높다. 인생의 전반기에는 혼자 있는 시간이 별로 없다. 열심히 배우고, 자리 잡고, 가정생활을 하면서 얽힌 문제가 너무나 복잡해서 모든 시간과 노력을 인생살이에 다 써버린다.

혼자 있는 시간이 별로 없는 인생 전반기가 끝나가면 누구나 '빈 둥지'를 눈으로 보게 된다. 인생 후반기에 들어오면 어쩔 수 없이 혼자 있는 시간이 늘어난다. 특히 지난 과거를 되돌아보면서 혼자 생각할 기회가 많아진다. 어쩌면 시간이란 인생 후반기에 주어진 하나의 특전일지도 모른다. 혼자서 과거를 반추해가며 현재를 돌아보면서 앞날을 생각할 수 있는 시간이 주어지는 것이다.

혼자만의 조용한 시간에 스스로 깊은 내면으로 들어가는 기회가 주어지면서, 사람은 마음과 몸 이외에 또 다른 내가 있음을 발견하게 된다. '마음과 몸 이외의 나'를 한 번이라도 인식한 뒤에는 다시 예전의 나로 돌아갈 수 없다. 영혼을 살찌우고 싶은 마음이 들 때 종교적 신앙이 생기게 된다. 믿음이 생기면 저절로 절대자를 찾게 되고, 그 절대자와 직접 대면하고 싶은 마음이 생긴다. 다시 말하면, 바쁘게 하루하루를 보내느라 혼자만의 시간이 부족한 시절보다는 빈자리를 바라보면서 혼자만의 시간을 많이 갖게 되는 인생 후반기에 들어와 내 안에 있는 영혼을 느끼면서 절대자를 찾는 계기가 만들어진다는 것이다. 인생 후반기에 비로소 영혼 중심(영성)의 생활이 시작되는 것이다.

지혜로운 후반기

영성과 지혜는 늙어갈수록 깊어진다. 그러나 지혜가 아무리 발달하더라도 영성을 대신할 수는 없다. 도덕적으로 사는 사람, 인간적으로 사는 사람, 정직하게 사는 사람, 지식으로 사는 사람을 우리는 지혜로운 사람이라고 말한다. 그런 지혜로운 사람이 반드시 영성이 깊은 사람은 아니다. 또한 영성이 깊은 사람이 반드시 지적인 사람이라고 볼 수도 없다. 지혜로움은 영성으로 가는 데 도움이 되기도 하지만 오히려 방해가 될 수도 있다. 지혜는 마음과 몸에서 오는 것이고, 영성은 더 깊은 내면에서 오는 것이기 때문이다. 가장 바람직한 것은 이들 셋이 하나로 합쳐지는 것이다. 건강한 몸과 지혜로운 마음에 희망과 사랑의 영혼이 하나로 합쳐질 때 한

도덕적인 사람, 인간적인 사람, 정직한 사람, 지식이 깊은 사람들을
우리는 '지혜로운 사람'이라고 말한다.
그러나 지혜로운 사람이 반드시 영성이 깊은 사람은 아니다.

사람에게 바랄 수 있는 가장 이상적인 상태가 될 수 있다.

  사람에게 마음과 몸만 있고 영혼이 없다고 가정하면, 인간생활은 참으로 단조로울 수밖에 없다. 마음과 몸만 있는 인간이 가득한 세상은 물질이 모든 일의 기준이기 때문에 물질을 더 많이 소유한 인생만이 성공한 인생으로 받아들여진다. 인간의 값어치를 마음과 몸의 구성으로만 따진다면, 실로 한 줌의 흙 무게밖에는 내놓을 게 없다. 그 무게조차도 거의 다 몸에서 온 것이고 마음의 무게는 포함되지 않는다. 마음은 원칙적으로 몸에서 나오는 것이기 때문이다. 그러나 인간에게 영혼이 있음으로써 인간은 한 줌 흙과는 비할 수 없는 소중한 가치를 갖게 된다. 영혼의 값어치를 잴 수 있는 도구는 어디에도 없다. 너무나 깊고 초월적이기 때문이다. 진정한 영혼의 값어치는 그 사람의 죽음 이후에야 알려지게 될 것이다.

영혼과 인생의 의미

인생의 뜻

인생의 의미를 찾는 것은 영혼의 일이다. 이 세상에 왜 왔으며, 어떻게 살아갈 것이며, 누구를 위해 어떤 일을 할 것이며, 삶의 여러 단계 중 마지막인 죽음을 어떻게 맞이할 것인지 등을 깨닫게 되는 일이 영혼의 문제에 속한다. 인생의 뜻을 알

게 된다는 것은, 안에 숨은 영혼이 밖으로 앞서 나오면서 그 뜻을 찾아냄을 뜻한다. 마음과 몸의 작용만으로는 인생의 뜻을 찾아낼 수가 없다.

정신분석학자 빅터 프랭클*은 인생의 뜻을 찾는 데 세 가지 길이 있다고 했다. 첫째는 있는 그대로의 행동(삶)을 통해서이고, 둘째는 가치를 추구하면서이며, 셋째는 어려움을 겪게 되면서다. 뜻을 찾을 수 있는 다른 방법도 있겠지만, 빅터 프랭클은 자신이 그 무서운 나치의 집단수용소 생활에서 살아남은 이유를 뜻을 찾았기 때문이라고 말하면서 그 경험을 이같이 설명했다.

행동과 생활 속에서 뜻을 찾는다는 것은 참으로 보람 있는 삶을 살아갈 때 얻을 수 있는 재산이다. 평범한 생활을 통해서도 인생의 참뜻을 깨달을 수 있는 길이 있다. 인생길을 걸어가며 얻는 여러 차원의 경험을 통해 점차 깊고 넓은 안목을 갖게 되면서 결국은 인생의 뜻을 찾는 길이다. 한 걸음, 한 걸음, 시시각각으로 벌어지는 세상일을 통해 크고 작은 것에 대해 느끼면서 스스로 깨닫는 인생의 뜻은 참으로 값어치가 있다. 마음과 몸만으로는 얻기 어려운 재산인 영혼이 있음을 알게 되는 순간이기도 하다.

가치를 통해서 인생의 의미를 찾는 방법도 있다. 어떤 인생이라도 그 속에서 가치를 찾을 수 있다. 그 가치가 내 인생에는 물론이거니와 다른 모든 인생들에게도 있음을 알아야 한다. 인생의 가치를 물질적인 것에 둘 때 인생의 뜻을 찾기란 어려울 것이다. 물질 이외의 다른 중요한 것에서 삶의 가치를 느낄 때 영혼이 눈을 뜨면서 인생의 뜻을 깨닫게 될 것이다.

---

* **빅터 프랭클(Victor Frankle)** 오스트리아의 신경정신의학자. 나치에 의한 홀로코스트에서 살아남은 경험을 토대로 실존치료 영역의 기틀을 세웠다. 삶의 의미를 찾는 심리상담에서 주목할 만한 영감을 남겼다.

궁극적인 깨우침은 스스로 얻어야 한다.
이를 위해서는 겸손해지고 마음을 비우는 태도가 필요하다.

어려움을 통해서 의미를 찾는 방법은 가장 쉽게 이해가 되는 길이다. 사람은 어려움을 겪을 때마다 성숙하면서 어려움에서 오는 뜻을 찾게 된다. 인생을 살아가면서 인생의 뜻을 생활 속에서 찾지 못하고 가치 추구를 통해서도 얻지 못한다면, 끝내는 어려움을 겪게 되고서야 인생의 뜻을 찾을 수 있을 것이다. 인생의 뜻을 찾는 방법이 반드시 순서대로 되는 것은 아니다.

시련의 의미

빅터 프랭클의 관점을 통해서 인생의 뜻을 발견한 사람이 많다. 확실히 탁월한 관점이라고 할 수 있다. 빅터 프랭클이 말한 세 가지 길 위에 한 가지를 더 덧붙여보자. 영혼이 존재한다고 믿는 사람에게만 통하는 관점이다. 영혼의 존재를 믿게 되면, 그 영혼이 어디서 와서 어디로 가는지 궁금하지 않을 수 없다. 그래서 종교가 필요하다. 과학과 이성으로는 도저히 풀 수 없는 숙제이기 때문이다. 인생의 모든 것이 과학과 이성으로 다 풀릴 수 있다면, 너무나 단조로운 세상이 될 것이다. 그래서 영혼이 어디서 와서 어디로 가는지에 대한 믿음을 갖게 해주는 종교는 위대하다.

영혼이 이 세상에 와 있는 동안은 마음이나 몸과 마찬가지로 어떤 과제가 있을 것이다. 영혼이 구체성을 갖추기 위해 있는 것이 마음과 몸이라면, 세상이라는 무대에서 영혼의 연출로 마음과 몸이 배역을 맡아 한 마당의 연극을 펼치는 것이 인간의 삶이 아닐까. 영혼이 추구하는 바를 달성하기 위해서 마음과 몸까지 갖게 되었는데, 어떻게 마음과 몸만 작용하는 곳에 나를 놓아둘 수 있을까. 이렇게 귀중하게 주어진 시간을 마음과 몸만 작용하게 하면서 영혼이 추구하는 바를 잊고 살아갈 수 있단 말인지 생각해봐야 할 것이다.

깨달음의 기쁨

아무리 노력하더라도 쉽지 않은 것이 깨우침을 얻는 것이다. 중요한 대목에 대한 깨우침을 얻는다는 것은 특히 더 어렵다. 불교에서는 깨우침이란 스스로 노력해서 얻는 것이라고 가르치고, 기독교에서는 스스로 얻는 것이 아니라 저쪽에서 오는 것이라고 가르친다. 스스로 노력해서 얻는 것이 더 어렵고 저쪽에서 오는 것이 상대적으로 쉬울 것이라고 생각한다면, 그것은 깨우침을 너무 쉽게 여긴 말이다. 깨우침이란 그렇게 쉽게 얻어지는 것은 아니다.

좋은 선생을 얻으면 깨우치는 데 도움은 얻을 수 있다. 그러나 궁극적인 깨우침은 스스로 얻어야 한다. 저쪽에서 오는 깨우침도 내가 먼저 준비되지 않으면 얻을 수 없다. 이를 두고 겸손해야 한다든지 마음을 비워야 한다고 말한다. 겸손하다는 것은 나를 최소한으로 낮춘다는 뜻이고, 마음을 비워야 한다는 말도 사실은 나를 최소한으로 낮춘다는 뜻이 있다. 내가 작아지지 않고서는 깨달아야 할 진리가 깃들 자리가 생기지 않기 때문이다.

되찾은 진리

마음을 비운다는 말은 무슨 뜻일까. 전제조건 없이 겸손하게 자리를 만든다는 뜻이다. 즉, 진리가 깃들 자리를 만드는 것이다. 이런저런 복잡한 생각에 몰두하면서 진리는 보편성이 있어야 한다.
나에게는 진리인데 너에게는 진리가 아니라면,
이것은 진리라고 말할 수 없다.

주변의 복잡함에 매여 있는 상태에서 벗어나야 한다는 뜻이다. 또한 바라는 것도 최소한으로 잡아야 한다. 나의 목표를 고집하면서 마음을 비운다는 것은 있을 수 없다. 가능하면 모든 것을 다 버리겠다는 간절한 마음을 가져야 한다.

  그렇다면 진리란 무엇일까? 진리는 보편적으로 적용할 수 있는 참된 이치를 의미한다. 나에게는 진리인데 너에게는 진리가 아니라면, 이것은 진리라고 말할 수 없다. 잊고 있었던 나의 한 부분이 진리일지도 모른다. 평생 잊었던 나의 한 부분을 찾아서 헤매고 있는지도 모른다. 더 나아가 잊고 있던 나의 한 부분을 찾는 노력을 다른 곳에 쏟고 있는지도 모른다. 몸에 병이 생긴다는 것은 노력을 엉뚱한 곳으로 쏟고 있는 나에게 정신 차리라는 충고를 하는 것인지도 모른다. 많은 사람이 병석에 누운 뒤 인생을 되찾으면서 전에 없던 평온을 되찾게 되었다고 말한다. 병들기 전에는 그렇게 헤매던 자신에게서 벗어나, 인생을 뒤돌아보면서 자신을 되찾게 됨에 감사하는 마음이 생겼다고 고백하기도 한다.

  마음을 비우면서 편안해지면, 몸도 따라서 편안해지게 된다. 통증도 덜해지고, 구역질도 가라앉으며, 소화기능도 좋아져서 몸의 면역성도 올라간다. 마음과 몸은 하나로 엮여 있어 마음에 따라 몸도 변화된다. 마음과 몸이 하나로 작용하면서 마음이 있는 곳에 몸이 있고, 또한 몸이 있는 곳에 마음이 있기 때문이다.

  진리가 마음과 몸에 깃들면 편안해진다. 자신의 잃었던 부분을 되찾은 것이기 때문이다. 잊었던 자신의 일부분이기 때문에 진리를 보고도 깨닫지 못하는 경우란 없다. 보자마자 알게 되는 것이 진리다. 따라서 진리를 찾아 헤매다가 진리와 마주치게 될 때에는 저절로 기쁨에 차지 않을 수 없는 것이다. 되찾은 진리는 갈고 닦아야 한다. 갈고 닦는 과정이 계속되어야 진리를 다시 잃어버리지 않고 간직할 수 있게 된다. 이를 두고 돈오점수(頓悟漸修)라고 한다. 갑자기 깨닫고 점진적으로 닦는다는 뜻이다.

알면서도 알지 못했던 치료접촉의 신비

치료는 인간이 할 수 있지만 치유는 자연현상이다. 스스로 일어나는 생명현상이 치유인 반면에 치료는 어떤 목적을 가지고 시행하는 의도적 행위라고 할 수 있다. 따라서 치료는 치유가 일어나기를 바라면서 행하게 된다.

치료에는 많은 방법이 있다. 합리적인 계획 아래, 긍정적인 뜻을 찾는 생각은 치유가 일어나는 데 도움이 된다. 건강한 식생활, 능동적인 신체활동, 최선의 방법으로 스트레스를 줄이는 생활과 적절한 영양제 복용 등의 치료활동은 자연현상인 치유를 유도하는 데 도움이 된다.

엄마의 약손
사람의 영적인 면을 이용한 치료방법이 있다. 바로 '치료접촉'이다. 미국 뉴욕 대학의 간호학 교수인 돌로르스 크리거(Dolores Krieger)가 1970년대에 소개한 치료접촉은 간호사 사이에 널리 알려져, 지금까지 환자 치료에 응용된다.

실제로 아픈 사람에게 손을 얹어 편안하게 해주는 일은 인류가 아주 오랜 옛날부터 써온 방법이다. 의학의 발달이 거의 없던 시대에는 아픈 사람에게 해줄 수 있는 몇 안 되는 방법 중 하나였다. 아픈 곳을 손으로 만져주면서 동료의식과 함께 편안함을 느끼게 하는 단순한 행동이다. 아픈 곳에 손을 대고 입으로는 마음을 안정시켜주는 말을 하거나 낮게 노래를 부르면 아픔이 스르르 없어지기도 했다. 아이들의 아픈 배를 엄마가 쓰다듬어줄 때 칭얼거리던 아이가 통증을 잊고 편안히 잠드는 것과 같은 장면이다. 기존의 의학에서는 아픈 곳을 어루만지는 행위가 걱정하는 마음의 표현으로 단순한 '심리적 위안 효과'일 뿐 과학적인 치료 원리와 관계가 없다고 보았으나, 이제는 치료접촉이라는 개념으로 과학 연구의 대상이 되었다.

몇몇 종교는 아픈 곳에 손을 얹는 '안수(按手, laying-on of hands)'를 통해 병고침을 시도하는 오랜 전통이 있다. 이 또한 일종의 치료접촉이라고 볼 수 있다.

통증으로부터의 해방

치료접촉으로 가장 효과를 볼 수 있는 측면은 통증과 치유의 두 가지다. 치료접촉을 시행하면 상대방은 근육을 포함한 신체적 이완상태에 들어가게 된다. 본래 통증은 통증이 있는 부위의 근육을 수축·긴장시키면서 더 심한 통증을 유발하는, 악순환의 고리를 만드는 속성이 있다. 그런데 치료접촉으로 근육을 이완시켜주면, 통증에서 수축·긴장으로 이어지는 악순환의 고리가 끊어지면서 통증이 완화되는 것이다.

앞에서 치유는 스스로 일어나는 현상이라고 이야기했다. 긴장된 상태는 치유와는 거리가 멀다. 반면 이완된 상태라면 치유의 길에 들어서기 훨씬 쉬워진다. 치료접촉이 치유를 직접 유도하는 것이 아니고, 긴장을 완화시키면서 이완상태를 만

> 배가 아파 칭얼거리는 아이의 배를 엄마가 손으로 만져주면
> 아이는 통증을 잊고 편안히 잠이 든다.
> '치료접촉'은 이러한 현상에 기원을 둔다.

들어 치유가 잘 일어날 수 있는 조건을 제공하게 되는 것이다. 즉, 치료접촉은 직접적으로는 근육을 이완시키고, 간접적으로는 치유의 길로 들어서게 만들어준다고 할 수 있다.

또 다른 예가 있다. 임파계는 닫혀 있는 혈액순환계와 조직에서 새어나오는 체액 사이에 있는 것으로 크게는 순환계에 포함시킬 수 있다. 몸의 여러 가지 중요한 기능을 맡고 있는데 그중 한 가지가 면역기능이다. 임파계에 들어 있는 백혈구는 외부에서 침입한 세균이 더 이상 몸에 퍼지지 못하도록 붙잡아놓는 역할을 한다. 이런 임파계의 순환에 문제가 생기면 병리적으로 문제가 발생할 수 있다. 임파계가 그 기능을 제대로 하지 않을 때, 훈련을 받은 접촉치료사(물리치료사)를 통해 효과를 볼 수 있다는 데에는 의심의 여지가 별로 없다.

종교가 우리를 자유케 하리니

여기서 종교는 그 어떤 종교라도 다 포함될 수 있다. 종교라고 말할 때는 그 종교에 속한 사람을 위한 건물과 의식, 조직까지 의미하는 것이다. 그러나 신앙은 있지만 특정한 종교를 믿거나 그 조직에 소속된 것은 아니라고 말하는 사람들이 꽤 많다. 이 사람들은 영적인 생활은 계속하고 있다고 말한다. 이런 사람들은 상당히 용

기 있는 사람들이다. 종교 조직에 실망해 혼자서 영성생활을 하기로 작정한 것이다. 이런 자세를 취하는 것은 대개 많은 종교가 건물과 의식, 그리고 조직을 먼저 떠올리게 하는 것으로 변질되면서 환멸을 느껴 절대자와 나 사이에 어떤 중개자가 필요 없다고 생각하게 됐기 때문이다. 나 스스로가 절대자와 대화할 수 있고, 직접 음성을 들으면서 내 마음과 몸은 물론, 영혼까지 살찌게 만들 수 있다고 생각하는 것이다.

종교의 규범

혼자서 절대자와 교통하면서 영성생활을 지속하는 것이 실제로 가능할지도 모른다. 그러나 문제는 그 생활을 얼마나 잘 지속할 수 있느냐는 점이다. 인간은 어떤 유대 속에 들어가 있지 않으면 나태해지기 쉽다. 또한 절대자는 사람들과 격리된 외부가 아니라 바로 사람들 속에 있다. 그 안에는 '나'도 포함된다. 절대자는 사람들과 교통하는 생활 속에 있지, 거룩한 곳에만 머무는 존재는 아니기 때문이다.

종교를 지키는 사람을 성직자라고 한다. 성직자에 대한 걱정은 어떤 종교를 막론하고 모두 가지고 있다. 어떤 종교라도 성직자에 대한 경고는 항상 있게 마련이다. 그렇기 때문에 종교나 교회를 선택하는 데 분별력을 갖는 것이 중요하다. 내가 들어가도 될 곳인지의 판단은 어디까지나 나 자신의 권리이자 의무이기 때문이다. 그런데 대부분의 사람은 종교를 선택할 때 자신의 분별력을 확신하지 못한다. 그래서 대개 역사적으로나 사회적으로 이미 잘 알려지고 검증된 기성종교와 교파를 선택해 그 가르침을 따르고 공동체에 나가게 되는 것이다.

그렇지만 본인의 분별력에 대해서는 항상 이를 키워가는 노력을 해야 한다. 아무리 검증된 기성종교이고 교단이라고 하더라도 자신의 분별력을 발휘해야 할 때가

> 종교적인 규범과 영성 사이에는 균형이 있어야 한다.
> 진리는 자유 그 자체이기 때문이다.

생길 수 있기 때문이다. 역사적인 사실로 미루어볼 때 이런 경우는 항상 있었다. 큰 배를 타고 있다고 안심해서는 안 된다. 배의 선장이 어느 방향으로 배를 몰고 있는지에 대한 관심은 항상 있어야 한다. 그 정도의 분별력은 있어야 한다. 특히 신흥종교는 상당한 분별력을 갖고 접근해야 한다. 신흥종교가 언젠가 자리 잡힌 종교가 될 수도 있으나 그렇게 되기까지 많은 시험과 고통이 따르게 될 것이기 때문이다.

영성의 자유

영성은 나의 내면에서부터 오는 것이다. 영성은 나의 힘이고, 희망이고, 경험이다. 영성은 내 몸의 경계선을 벗어나기는 하지만, 살고 있는 문화에만 속한 것이 아니고, 말로만 되는 것도 아니다. 영성은 절대자와 통하는 유일한 길이고, 종교단체는 이를 도와줄 수는 있어도 절대 이를 대치할 수는 없다. 어떤 종교의 신도가 되거나 종교단체에 소속된다고 해서 영성에 대한 책임이 끝나는 것은 아니다. 믿음은 실생활 속에 근거를 두어야 한다. 생활 속에서 영성을 찾는 일은 어렵지만 실제로는 훨씬 중요하다. 오히려 신성한 곳에서는 영성에 대해서 별로 걱정하지 않아도 된다.

종교에는 규범이 있고 어느 정도 보수적인 것이 보통이다. 자신들이 믿는 가치가 있고 신념이 있기 때문이다. 그러나 영성에는 규제나 규범보다 더 자유로운 면이 있다. 종교에 규범이 있는 것은 당연하다고 볼 수 있다. 그런 규범 속에서 자유로운 영성이 자라난다. 종교적인 규범과 영성 사이에는 균형이 있어야 한다. 진리는 자유 그 자체이기 때문이다. 종교에서는 진리를 가르쳐주고, 사람들은 그 가르침을 통해서 자유롭게 되는 것이다.

영혼의 쉼을 위한 준비, 영성

일반적으로 나이가 들면 영성을 추구하는 면이 강해진다. 단순히 끝이 보이기 때문에 영성적으로 되는 것일까, 아니면 늙어가면서 더 성숙해져서 영성적으로 되는 것일까. 이 질문에 대한 답변을 얻을 수 있다면 좀 더 편안한 인생 후반기를 맞을 수 있을 것이다. 단순히 끝이 보이기 때문에 영성적으로 될 수만 있다면 누구나 편한 죽음을 맞을 수 있다. 영성적인 사람은 죽음에 대한 공포심이 훨씬 덜한 반면 영성적이지 못한 사람은 죽음에 대한 공포를 더 심하게 느끼기 때문이다. 그러나 끝이 보인다고 해서 자동적으로 영성이 깊어진다기보다는 늙어가면서 더 성숙되기 때문이라고 보는 것이 더 합리적이다.

인간이 성숙해지는 것은 자신에 대한 정체성에 눈 뜨는 것이라고 할 수 있다. 자신에 대한 정체성도 없는 사람에게서 성숙함을 찾기란 아주 어렵다. 빠른 사람은 사춘기 때부터 정체성을 찾으면서 스스로 성숙해지는 반면, 늦은 사람은 성인이 된 뒤에도 정체성을 찾지 못하고 방황하는 경우가 있다. 이런 경우에는 아무리 늙어가더라도 성숙함을 찾기 어렵다.

> 영성적인 사람들은 죽음에 대한 공포감이 훨씬 작은 반면,
> 그렇지 못한 사람은 더욱 심한 공포를 느낀다.

자기 정체성

정체성은 여러 가지 방법으로 설명할 수 있다. 먼저 인생 전체의 흐름을 알게 되는 자세라고 말할 수 있다. 인생의 흐름을 제대로 아는 사람은 정체성을 찾는 것은 말할 것도 없고, 인격적으로도 성숙한 인생이 될 것이다. 정체성, 성숙, 인생의 흐름을 알게 된 다음에는 나에게도 끝이 있음을 저절로 알면서, 그 끝을 맞이하는 자세에 대해서 생각하지 않을 수 없게 된다. 여기서 영혼의 문제와 절대자에 대한 인식이 생기게 된다고 봐야 한다. 나의 영혼을 포함한, 나와 절대자와의 직선거래를 원하는 마음도 생기게 된다. 이렇게 성숙해지는 모습을 지혜라고 보아도 무리가 없을 것이다.

여기서 한 가지 조심해야 할 사항이 있다. 한 사람의 영성을 그 사람의 종교와 혼동해서 바라보는 오류를 범해서는 안 된다는 것이다. 누구나 영성을 찾는 과정에서 특정한 종교에 귀의할 수 있다. 나와 다른 종교라고 해서 그 사람의 영성에 대해 편견을 가져서는 안 된다. 나의 영성이 중요한 것처럼 다른 사람의 영성도 중요하기 때문이다. 특히 요즈음처럼 특정 종교 간의 전쟁이 세계사를 바꿀 수도 있는 상태에서, 다른 사람의 종교에 대해 자기의 편견을 고수한다는 것은 바람직하지 않다. 특히 성공적인 인생 후반기를 맞이하려는 사람들은 성숙하고 지혜롭게 상대방의 입장에 서볼 수 있는 아량과 관용을 가져야 할 것이다.

영혼의 감각

사람이 행복을 느낀다면, 그 행복을 느끼는 주체는 무엇일까. 몸, 마음, 그리고 영혼 가운데 어떤 것일까. 행복이라는 감정만이 아니라, 모든 감정에 대해 주체가 되는 것은 어떤 것일까.

몸이 느낄 수도 있다. 달거나 맛있는 음식을 먹을 때, 많은 사람이 행복감을 맛본다. 좋은 옷을 입어도 마찬가지다. 옷에서 오는 촉감이 그렇고, 옷의 색깔과 디자인이 그렇다. 같은 값이면 좋은 차를 타고 싶고, 좋은 집에서 살고 싶어진다. 마찬가지의 이유가 될 것이다. 좋은 차를 타고, 좋은 집에서 살면 편리하고 안전할 뿐 아니라 자신의 위상이 올라가게 됨을 느낀다. 너무 뜨겁거나 차가우면 불편해진다. 몸에서 느끼게 되지만, 마음으로도 불편함을 느끼게 된다. 원칙적으로 마음은 몸의 작용이라고 할 수 있다. 여기까지는 마음과 몸 사이의 어느 선에서 결정되는 행복의 느낌이며 감정이다.

그러나 사랑하고, 존경하고, 경외하고, 어려움을 참고 기다리며, 도덕을 지키는 감정은 몸에서 느끼는 감정이 아니다. 몸보다는 마음과 영혼으로 느끼게 되는 감정이라고 할 수 있다. 무릎을 꿇고 엎드린 불편한 자세를 감내하면서 절대자와 대화를 하는 것은 마음과 몸과 영혼이 한 자세로 최대의 경의를 표하면서 절대자를 받아들이는 자세라고 말할 수 있다. 그러나 죽은 후에 나의 영혼을 의탁하는 자세와 마음을 갖는다면 이는 어디까지나 영혼을 위한 간구가 될 것이다. 이렇게 영혼은 가장 높은 경지를 찾는 단계에 있다.

죽음이 슬픈 이유

장례식의 무거운 분위기와 대화는 사람을 압도한다. 장례식에서 통하는 대화는 무겁고 슬픈 이야기가 된다. 반면에 결혼식의 분위기는 가볍고 즐겁다. 사람의 대화내용도 즐겁고 행복한 내용이 주를 이룬다. 왜 그럴까. 장례식이 사람의 죽음을 전제로 한 것이기 때문일까. 그렇다면 죽음이란 원칙적으로 슬픈 것일까. 슬픈 감정을 느끼는 것은 몸, 마음, 영혼 가운데 무엇일까.

 마음과 몸은 슬퍼지겠지만, 영혼까지 슬퍼진다고 생각하지는 않는다. 마음과 몸은 죽음으로 인해 종말을 고하지만, 영혼은 오히려 자유롭게 된다. 영혼은 슬퍼하지 않는다. 장례식에 온 사람들이 슬퍼하는 이유는 어디까지나 인간적인 마음과 몸의 작별 때문이지, 그 뒤에 있는 영혼을 고려한 반응이라고 보기는 어렵다. 죽음으로 인해 자유롭게 된 영혼까지 생각한다면 슬퍼할 일만은 아닌 것이다.

| 부록 |
'암 생존자 지원모임'
참석자 후기

현대의학이 자연치료에 눈을 돌린 지 벌써 20년의 시간이 지났다. 첨단의학의 중심지로 자처하는 미국에서도 정통 현대의학만으로는 암과 같은 현대의 난치병들을 극복할 수가 없었다. 1990년대 이후 미국에서 해마다 막대한 공적 예산을 투입해가며 '제3의학', '자연의학', '대체의학'과 같은 개념의 연구를 시작한 배경이다. 이 대형 프로젝트를 통해 지구상에 존재하는 다양한 치료법들을 연구하고 검증하는 과정에서, 현대의학은 그동안 '정통의학'이라는 틀에 갇혀 제대로 알아보지 못했던 다양하고도 유효한 치료법들을 발견했다. 현대의학이 자연계에 존재하는 질병과 치유의 경이로운 메커니즘에 새삼 눈을 뜬 것은 질병치료 방법에 혁명적인 변화를 예고하는 것이라 할 것이다.

자연치료를 정통의학의 범주에 접목하는 시도는 이미 활발하다. 미국 내에만도 수를 헤아릴 수 없는 자연치료 연구자와 그룹들이 생겨났고, 그들이 내놓은 크고 작은 성과들은 하루가 멀다 하고 보고를 갱신한다. 그러나 여기에는 적지 않은 혼란도 있다. 과학적 검증이라는 전제에 비추어보면 아직은 유효하다고 단정하기 어려운 경우도 적지 않다. 어떤 조직의 명성이나 상업적 이익과 연관돼 성과를 부풀

리거나 문제점을 은폐한 채 과장 선전되는 경우도 역시 적지 않다. 어떤 경우에는 정통의학의 역할을 부정하거나 배제함으로써 환자의 선택에 혼란을 주기도 한다. 그러나 2백 년에 걸쳐 구축된 현대의학의 성과를 기본부터 배제한다는 것은 위험한 선택이 될 수 있음을 잊지 말아야 한다.

나는 2012년부터 미주 애틀랜타에서 애틀랜타한인교회의 협조 아래 암 생존자 지원 모임을 운영하고 있다. '항암치료 후 12주 프로그램'이란 주제로 세미나 프로그램을 운영하면서 여기 참가한 암 생존자가 모임의 주체가 되었다.

첫 세미나 이후 참석자들의 만족도가 높았고, 또 이런 프로그램을 필요로 하는 사람들의 요청이 많아 세미나는 이후에도 여섯 차례나 개설되면서 오늘에 이르렀다. 세미나 참석자들을 중심으로 한 '암 생존자 지원모임'은 회원 스스로의 주도하에 지금도 다양한 형태로 모임과 활동을 이어가고 있다.

그동안 세미나에 참가한 사람들의 후기를 일부 공개한다. 암 진단을 받고 어려운 치료를 견뎌내면서 새 삶을 시작하게 된 과정까지의 생생한 경험담이다. 이 시간에도 암의 공포와 고통을 겪고 있거나 겪은 사람들에게 희망과 용기를 주고 다소나마 도움이 될 수 있기를 바란다.

항암치료 후 12주 프로그램

- 제1주 암에 대해 정확히 알아라
- 제2주 살 수 있다는 믿음을 가져라
- 제3주 감정이 몸에 쌓이지 않게 하라
- 제4주 심신의학을 이용하는 방법
- 제5주 용서의 마음을 가져라
- 제6주 음악치료와 웃음치료를 활용하라
- 제7주 자신을 찾아라
- 제8주 질 좋은 잠에 대해
- 제9주 움직여야 건강하다
- 제10주 좋은 환경을 만들어라
- 제11주 음식을 바꿔라
- 제12주 필요한 영양을 보충하라

사랑을 베푸는 적극적인 삶이 곧 치료제
– 이은숙, 1기 수료

암 수술 후 혼자서는 일어나지도, 눕지도 못하며 아파하던 날이 엊그제 같다. 약해진 정신의 불안으로도 고통스러운 날이었다. 그것도 어느덧 3년 전 일이다.

친척의 간곡한 사랑과 권면으로 '암 생존자 지원모임'에 참석했을 때, 처음부터 기대나 신뢰를 가졌던 건 아니다. 그저 몇 번 참석해보자는 생각이었는데, 결국은 한 번도 빠지지 않고 끝까지 참석하게 되었다.

건강한 식생활과 양질의 수면 등 유용한 정보 때문만은 아니었다. 누구에게나 생기는 암세포를 억제하고 파괴하기 위해서는 흐트러진 면역체계를 강화해야 하는데, 그러기 위해 영혼의 건강을 잘 다스리고 지켜야 한다는 전제가 큰 울림을 줬다. 매주 잔잔한 흥분과 기대 가운데 감정 이해하기와 유도영상법 등 내적치유를 위한 선물 보따리를 하나씩 풀어나갔다. 그중의 하나가 이미 지나가버린 과거의 사연을, 용서라는 도구를 이용해 어떻게 풀어갈 수 있는지, 그래서 주어진 현재의 시간을 늘리고 남은 삶을 더 즐길 수 있는지를 생각하게 하는 프로그램이었다.

사람은 누구나 공포–화–슬픔–감정이입이라는 단계를 거쳐 마침내 용서라는 단계에 오르는데, 중요한 것은 이 용서가 서로를 향하는 데서 끝나지 않고 반드시 남을 사랑하는 행동의 실천으로 이어져야 미움의 재발을 피할 수 있다는 것이다.

우리도 사랑을 베푸는 가운데 삶의 희락과 생기를 얻을 수 있다. 이렇게 적극적인 삶은 부작용 없는 항암치료제와 같다고 한다. 암 때문에 이렇게 유익한 지식과 만남을 얻고, 돈 주고도 살 수 없는 인생의 많은 지혜를 깨우쳤으니 암이라는 질병이 축복의 기회로 변한 셈이다.

육체적·정신적·영적 성장에서 희망을 얻다
— 이문영, 1기 수료

'남의 일이겠거니'라고 여기던 유방암 진단을 받은 것은 2008년 초여름이었다. 막상 암이 생기고보니 내게는 그저 두려운 병이었고, 그 치료과정은 너무 힘겹기만 했다. 교회와 직장 동료들의 지원과 가족, 친구들의 헌신적 보살핌 속에서 길고도 힘든 치료과정을 마친 후 재발 없이 무사히 4년째를 맞았다.

이런 과정에서 무엇보다도 힘이 되었던 것은 지금 내가 겪고 있는 이 시기를 먼저 겪은 사람들과 서로 격려하고 이야기를 나누면서 힘을 얻게 된 일이다. 사람들마다 처지와 입장이 다르고 고통의 정도도 다소 차이가 있겠지만, 암이라는 병으로 고통을 받는다는 공통점 하나로 서로의 체험을 공유하며 희망과 용기로 미래를 이야기할 수 있는 '암 생존자 지원모임'이 지역 한인교회에서 시작되었다는 것은 정말 반가운 소식이었다.

이곳에서 현대의학이 제공하는 암 치료에 대한 지식과 함께 음식, 운동, 생활습관과 환경의 중요성에 대해 배웠으며, 나 자신과 남에 대한 용서를 통해 마음에 평화를 얻는 방법, 스트레스에 대한 대책과 함께 내 감정을 대하는 태도를 배웠다. 영성을 깊게 하고 인생을 초연히 바라보는 여유를 통해 절망과 무력을 희망과 사랑으로 바꿀 수 있었다.

'암 생존자 지원모임'에서 배운 모든 것을 스스로에게 적용함으로써 육체적·감정적·정신적·영적으로 성장할 수 있는 기반을 마련할 수 있었다. 무엇보다 사랑과 희망을 함께 이야기하고, 조금씩 조금씩 희망과 평안의 씨앗을 심어 나가면서, 결국 성공할 수 있다는 믿음을 얻은 데 감사드린다.

10년 사이 세 번째 암 치료…… 이제야 가벼움이
– 조경희, 1기 수료

1년 전 오늘, 나는 인생에서 잊지 못할 어두운 시간을 보내고 있었다. 세 번째로 재발한 암을 치료할 때였다. 2005년 자궁경부암 진단을 받고 그 해에 10개월에 걸쳐 수술, 방사선치료, 화학치료를 받았다. 그리고 6년이 지난 뒤 임파결절에 같은 종류의 암이 재발해 방사선치료를 마치고 항암치료를 이어가던 중 다시 그 옆에 전이가 발견돼 2012년 1월부터 5월까지 항암치료가 다시 시작되었다.

나는 너무 지쳐 있었다. 공포와 무기력감 그리고 우울증까지, 정말 견디기 힘든 시간이었다. 이렇게 힘들던 시기에 '암 생존자 지원모임'에 참가하게 되었다.

이준남 박사님은 12주 동안 '암이란 무엇인가'에서부터 암이 좋아하는 음식(몸에 해로운 음식), 암이 싫어하는 음식, 우리들의 생활습관, 정신건강, 수면생활, 운동, 그리고 영양제에 이르기까지 세세한 정보를 주셨다. 항암치료를 받느라, 병원에 다녀온 후 2~3일은 메스껍고 어지러워 눈도 제대로 뜰 수 없어 가족들은 집에서 쉬기를 권하기도 했지만, 나는 한 번도 빠질 수 없었다. 강의를 듣고 집에 돌아올 때마다 다시 시작할 수 있다는 희망과 다짐으로 내 안에 솟아나는 새로운 힘을 느낄 수 있었기 때문이다.

즐겨 먹던 단 음식이나 갈비도 적게 먹고, 자주 가던 뷔페도 잘 가지 않는다. 일주일에 적어도 5일 이상 유산소운동(빠르게 걷기, 라틴 댄스 등)과 근력운동, 요가, 필라테스, 수영을 하고, 영양제도 꾸준히 섭취하고 있다. 이 외에도 잘못된 생활습관과 환경을 바꾸는 등 모임에서 배운 모든 방법을 실행에 옮기고 있다. 1년이 지난 지금 내 몸은 주치의가 놀랄 정도로 가볍고 건강하며, 자신감에 차 있다.

음악과 운동, 활발한 사회활동으로 몸에도 변화
- 채경란, 2기 수료

1년 전 남에게나 일어나는 일인 줄 생각했던 폐암 선고를 받고는 하늘이 무너져 내리는 것만 같았다. 충격과 절망, 그리고 좌절로 처음 2주 동안 내 정신이 아닌 상태로 울기만 하다가, 아직 어린 아들을 두고 이대로 주저앉을 수 없다는 생각에 비로소 정신을 가다듬고 꼭 암과 싸워 이기고 말겠다는 결심을 했다.

처음에는 하나님을 원망하기도 했지만, 이윽고 이 병을 통해 그분의 큰 뜻이 드러나리라는 믿음과 함께 분명히 내 병을 고쳐주실 거라는 확신을 갖게 되었다. 그 힘으로 어렵고 힘든 치료과정을 다 견뎌낼 수 있었다.

얼마 전의 일이다. 항암치료의 후유증으로 대장에 생긴 구멍 때문에 수술을 앞두고 있었다. 나는 이 역시 수술 없이 자연치유될 수 있기를 간구했는데, 간절한 기도 중에 '내가 고쳐줄 테니 수술하지 말라'는 응답을 얻었다. 그리고 불과 2주 후 CT촬영에서 믿기 어려운 결과가 나왔다. 대장이 말끔히 나아 수술을 받지 않게 된 것이다.

그리고 나서 12주 동안 '암 생존자 지원모임'에 참석해 이준남 박사님의 강의를 듣게 되었다. 이 모임을 통해 암에 대해 근본적이며 체계적인 지식들을 배울 수 있었다. 건강식품으로 암세포의 성장을 막고 암세포의 자살을 유도하는 놀라운 자연치유법과 함께 신앙을 통한 영적인 치유와 용서의 훈련으로 마음의 자유와 사랑을 얻을 수 있었다. 운동과 음악, 활발한 사회활동 참여 등, 이 모든 것들이 우리의 몸을 어떻게 변화시킬 수 있는지도 알게 되었다. 앞으로 내가 받은 많은 사랑을 어려운 처지에 있는 모든 사람들과 함께 나누며 살아야겠다.

동병상련의 모임 속에서 삶의 소중함을 깨달아
- 제시카 고, 2기 수료

매년 해오던 유방암 검사를 받은 지 일주일만에 병원 간호사에게 전화가 걸려왔다. "유방암 초기입니다. 세 분의 수술 의사를 소개할 테니 그중에서 선택하세요."

2006년 2월 14일, 밸런타인데이에 사랑 고백도 아닌, 차가운 음성의 전화를 받고 나는 이것이 악몽이길 바랐다.

3주 동안 세 번의 수술과 방사선치료를 받으며 목에 피멍이 잔뜩 맺히도록 통곡하며 울부짖던 기억도 시간이 갈수록 점차 희미해졌다. 치료 후, 건강이 이대로 지속되기를 막연하게 기대하며 변화 없는 직장생활을 반복하던 어느 날, '암 생존자 지원모임'에 참석했던 한 집사님의 권유로 '암 생존자 지원모임' 2기에 등록했다.

풀타임으로 일을 해야 하기에 조금 망설여졌지만, 암이 언제든 재발할 수도 있다는 가능성을 생각하면 일보다는 건강이 더 중요하다고 스스로를 설득해 용기를 냈다. 그 후 12주 동안 같은 아픔을 겪은, 그리고 겪고 있는 형제자매들과 함께 영혼과 육체가 건강하게 사는 길에 대해 공부했다.

그룹에서 함께 공부하면서 느꼈던 안도감, 나의 아픔과 외로움을 이해해줄 수 있는 식구들 덕분에 이제는 더 건강해질 수 있다는 자신감으로, 그동안 배운 것을 일상에서 실천하기 위해 노력하고 있다. 고난과 아픔이 있었기에 삶의 소중함을 배웠다.

암과 함께 14년…… '슈퍼맘'은 자랑이 아니었다
– 한소현, 3기 수료

벌써 14년째 암과 함께 생활하고 있다. 2001년 왼쪽 가슴에 유방암 판정을 받은 후, 여덟 번의 항암치료와 방사선치료를 받았다. 9년째부터는 허파와 심장, 오른쪽 가슴과 뼈에까지 차례로 전이가 발생해 지금까지도 항암치료를 지속적으로 받고 있다.

2012년 9월 오른쪽 가슴에도 암이 발견되어 더 이상 실망할 기력도 없을 만큼 정신적으로 피폐해졌을 때, 이준남 박사님이 인도하는 '암 생존자 지원모임'을 알게 되었다.

이 모임에서 암에 대한 과학적인 이해와 많은 정보(음식, 운동, 생활습관, 환경 등)를 얻게 되었다. 공통점이 있는 암 생존자 친구들과 같이 좋은 음식도 나누어 먹고, 운동도 하고, 좋은 정보를 나눌 수 있다는 것은 우리에게 기쁨과 희망이 되고 있다. 이 모임에서 배운 것은 암 치료 못지않게 중요한 것이 바로 적절한 관리를 통해 건강한 삶을 유지하는 것이라는 점이다.

그동안 암은 무엇보다 큰 고통이었지만, 한편으로는 내 삶에 도움이 되었다는 생각도 든다. 예전에는 딸 셋을 키우면서 스스로를 슈퍼맘으로 생각하며 오뚝이처럼 사는 것을 의무이자 자랑으로 알았는데, 이제는 마음의 여유를 가지려고 노력한다. 고난과 아픔이 있었기에 삶의 소중함을 배우게 되었다.

암을 겪은 뒤에도 모르는 게 너무 많았다
— 홍영옥, 3기 수료

나만큼은 항상 건강하리라 자만하며 살다가 대장암 3기 진단을 받았을 때 아무 생각도 할 수 없었고, 한순간에 머릿속이 텅 비는 것 같았다.

수술과 항암치료를 받으면서 내 자신을 돌아보고 하나님께 새벽마다 기도하며 육체의 고통으로 자신과의 싸움을 하면서 치료를 받았다. 주님의 은혜로 하루하루를 덤으로 살아간다는 감사의 고백으로 살아온 지 5년이 지나 육체의 건강에 대해 소홀해지려고 할 때, 우연히 '암 생존자 지원모임'을 알고 참석하게 되었다.

박사님의 강의를 들을 때마다, 내가 암을 직접 겪은 환자였으면서도 암에 대해 모르는 것이 너무 많다는 사실을 깨달았다. 잘못된 식습관과 생활의 스트레스 때문에 암이 발생한다는 것을 배웠고, 현대의학의 기준에서 암 재발을 막기 위해 세포자살을 유도하는 방법과 면역성을 올려주는 음식과 운동에 대해서도 들을 수 있었다. 자연치유와 유도영상법으로 긍정적인 생각을 가질 수 있었으며, 용서와 화해의 시간을 통해 다시금 내 마음속에 남아 있는 쓴 뿌리들을 뽑아냈다.

암에 걸리지 않은 사람들에게도 필요한 정보
- 김종석, 4기 수료

'암 생존자 지원모임'은 암에 걸린 사람이나 치료 중인 사람 또는 치료를 마치고 재발을 예방하려는 사람들을 위한 교육 프로그램이지만, 암에 걸린 적이 없는 사람들에게도 암을 예방할 수 있는 건강 프로그램으로 아주 훌륭할 것이라고 생각한다.

암 환자는 가족 이외에 누구에게도 나의 고통과 아픔을 표현하기가 쉽지 않다. 그런 의미에서 암이라는 공통분모가 있는 수강생끼리 서로의 아픔을 이야기하고 위로 받을 수 있는 모임은 큰 의미가 있다. 실제로 수술을 받은 후 병원에서 받는 것이라고는 간단한 주의사항뿐이다. 포괄적인 암 재발 방지 방법이나 음식 등 암 수술을 받은 사람이 치료 후 지키고 실천해야 할 '관리'에 대한 지침은 아주 빈약하다. 암이 재발되어 다시 병원을 찾기 전에는 암과 관련해 지속적인 정보를 얻을 길도 거의 없다. 병원에서 의사들이 아무리 설명을 잘 해준다고 하더라도 의학지식이 없는 환자로서는 그 의미와 실천 요령을 이해하기가 쉽지 않다. 미국에서 기나긴 세월을 살았지만, 아직도 법원에 출두한다거나 의사를 만나러 가는 일만큼은 의사소통에 두려움이 앞서는 것도 사실이다.

수강생 중에는 자신이 암에 걸렸다는 사실을 주변에 알리지 않았다는 분도 있었다. 그러나 병은 자랑하라는 옛말이 있다. 어떠한 암 환자도 참석해 정보를 나눌 수 있는 모임이 이 지원모임이다. 암 생존자로서 이 글을 접하는 분들에게 참석을 권한다.

치료 후 어떤 지침도 없는 암 환자, 이제는 자신감
― 이재설, 4기 수료

60여 년을 살면서 고혈압, 당뇨병 같은 성인병 없이, 또 병 때문에 병원 한 번 가지 않고 지냈다. 그러던 어느 날, 변비증상이 한 달 가량 지속되어 내시경 검사를 받았고 뜻밖에도 직장암 4기라는 판정을 받았다. 자신의 건강은 자기가 안다고 하지만, 그동안 내가 교만했구나 하는 후회가 절절히 밀려들었다. 한편으로는 나름대로 하나님을 잘 믿고 섬겼는데 어찌 이런 가혹한 시련을 겪어야 한단 말인가. 야속하고 섭섭한 마음도 들었다.

그러나 다 소용없는 망상일 뿐, 이미 현실로 닥쳐온 이 질병 앞에서 무조건 신의 자비를 구하며 나를 내려놓을 수밖에 없었다. 한국의 국립암센터에서 수술과 함께 여덟 번의 항암치료를 받고 애틀랜타로 돌아왔다.

일반적으로 수술을 하면 일정기간 또는 꾸준히 복용할 약이나 관리지침이 있게 마련인데, 암에 대해서는 어떠한 약도 지침도 없었다. 단지 2개월에 한 번씩 CT촬영을 하면서 문제가 나타나는 경우 필요한 치료를 해야 한다니 막막하기만 했다. 그래서 암은 자기와의 싸움이라고 했나보다. 항암치료 후 관리를 어떻게 하느냐에 따라서 오랫동안 무사할 수도 있고, 재발하고 전이되어 다시 수술을 받을 수도 있다는데, 정작 어떻게 관리해야 할지 주어진 매뉴얼이 없으니 참으로 딱한 노릇이었다.

그렇게 걱정만 하던 중에, 이준남 박사님이 강의하는 '암 생존자 지원모임'을 알게 되어 12주의 세미나에 참석했다. 비로소 치료 이후의 건강관리에 대한 체계적인 지침을 갖게 되었고, 그때부터 투병생활에 자신감이 생기고 암을 극복할 수 있다는 소망이 생겼다.

일찍 알았다면 암에 걸리지 않았을 소중한 정보들
– 조홍순, 6기 수료

느닷없이 갑상선암이라는 진단을 받던 날, 집에 돌아와서 거실을 걸어 다니면서 얼마나 많이 울었는지 모른다. 왜 내가 암에 걸렸어야 했나, 왜 나에게 이런 일이 일어났을까, 조직검사 결과가 실수로 잘못 나온 건 아닐까. 원망과 조바심이 교차했고, 내가 암에 걸렸다는 것을 현실로 인정할 수가 없었다.

몇 시간이 지나고 나는 이 끔찍한 일이 꿈이 아님을 인정해야 했다. 곧 인터넷에 들어가 암에 대한 모든 것을 찾아 살피기 시작했다. 이제 어떻게 해야 하는지, 무엇을 어떻게 먹어야 하는지 찾고 또 찾아봤지만 명쾌한 정보는 없었다. 그러던 중 주일날 교회 주보에 끼어 있던 '암 생존자 지원모임' 참석자의 간증문을 보게 되었다. 예전 같았으면 그저 스쳐 읽고 지나갔겠지만, 그날은 간증문의 구절구절을 새겨 읽었다. 한마디 한마디가 내 일 같았다.

수술하고 방사선치료와 약으로 건강이 회복되어갈 즈음 '암 생존자 지원모임'에 나가게 되었다. 이 모임을 통해 그동안 잘못되었던 생활습관과 아무 생각 없이 먹던 음식들, 또 내 마음 안에 남은 미움의 감정과 스트레스들이 결과적으로 암에 이르게 된 원인이었음을 알게 되었다.

건강은 건강할 때 지키라고 했다. 내가 조금만 더 일찍 이러한 내용들을 알았더라면 암이라는 병에 걸리지 않았을지도 모른다. 이 내용들은 이미 암에 걸린 사람들뿐 아니라 아직 건강한 모든 사람들도 한 번쯤 듣고 생활에 반영한다면 반드시 도움이 되겠다는 생각이다.

암의 원인부터 관리법까지 알고 나니 숨통 트여
— 강지연, 6기 수료

2011년 여름, 갑자기 유방조영상(mammogram)을 해봐야겠다는 마음이 들어 검사를 받았다. 다음 날 조직검사가 필요하다는 병원의 연락을 받고 다시 검사를 받은 결과, 오른쪽 가슴에 생긴 종양이 그대로 두면 암이 된다는 진단을 받았다. 그리고 의사의 소견대로 부분절제 수술과 예방을 위한 방사선치료를 받았다.

그러던 중 어거스타에서 악성 유방암으로 고통 받는 환우를 만나게 되었다. 누구에게도 마음의 문을 열지 않았던 그 환자는 두렵고 떨리는 마음으로 다가간 나에게 마음의 문을 열어주었고, 우리는 함께 신앙 안에서 교제를 나누며 치료를 무사히 끝마칠 수 있었다. 그 후 모든 치료 기간을 마친 환우들의 모임이 시작되었다. 그들 중에는 정신적·육체적으로 상처와 분노를 가진 분들이 많았다. 그들의 아픔이 내 아픔으로 와 닿았지만 어떤 체계적인 도움을 주기에는 한계가 있었다.

그러다가 애틀랜타 한인교회의 '암 생존자 지원모임'을 알게 되었고, 순간 숨통이 트이는 기분이었다. 특히 새로운 것은 암을 당뇨병처럼 만성질환으로 관리할 수 있다는 개념이었다. 12주 동안 이준남 박사님에게 배웠는데, 내용이 구체적이며 알차고도 단순명료해 일상에 쉽게 적용할 수 있었다.

세미나 이후에도 참가자들은 매달 한 번씩 모여 함께 걷고, 운동하고, 음식을 나누며 교제를 갖는다. 여전히 서로 신뢰하고 배려하며 서로에게 힘이 되고 있다.

생활습관 바꾸자 당뇨병 남편까지 덩달아 건강회복
– 레이첼 임, 5기 수료

2013년 1월 25일, 처음 위암 판정을 받았을 때 현실로 받아들이기가 너무 힘들었다. 아무 생각도 없이 이틀 동안 펑펑 울었다. 사실 나에게 암이 그리 생소한 것만은 아니었다. 이미 친분이 깊은 분이 폐암 말기였고, 그분의 치료과정을 지켜본 시간이 있었기에 치료에 대한 두려움은 없었다. 하지만 암이란 병을 온전히 받아들이기는 힘들었다. 그러던 차에 '암 생존자 지원모임'을 알게 되었다.

이준남 박사님이 전해주신 귀한 정보(암을 치료하기 위한 생활습관, 음식, 운동, 그리고 신앙을 통해 가질 수 있는 평안과 감사)들을 접하고 난 후, 우리 부부는 생활습관이 많이 변화되어 나뿐 아니라 그동안 당뇨병으로 고생했던 남편의 건강도 크게 좋아졌다. 덕분에 지난 6월에는 늘 받던 화학요법을 중단하고 약만 먹어도 된다는 좋은 검사 결과를 얻게 되었다.

| 리스컴이 펴낸 책들 |

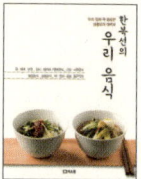

우리집에 꼭 필요한 생활요리 대백과
한복선의 우리음식
신세대 주부들도 쉽게 따라할 수 있는 한국 전통음식 교과서. 가정요리, 명절음식, 궁중음식, 향토음식, 건강요리, 김치·장아찌 등 기본에 충실하면서도 실용적인 요리가 가득 담겨 있다.
한복선 지음 | 304쪽 | 210×255mm | 15,000원

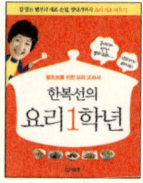

왕초보를 위한 요리 교과서
한복선의 요리 1학년
요리 왕초보를 위한 기초 중의 기초 요리책. 칼 잡는 법부터 계량법, 기본양념, 재료 고르기와 손질법 등 요리의 기본기를 꼼꼼하게 잡아주고 국·찌개, 구이, 조림, 나물 등 조리별 맛내기 노하우를 자세히 알려준다.
한복선 지음 | 280쪽 | 210×275mm | 15,000원

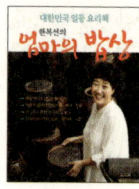

대한민국 대표 요리책
한복선의 엄마의 밥상
최고의 요리전문가 한복선 선생님이 알려주는 엄마 손맛의 비결. 별미반찬, 국·찌개·전골, 한 그릇 한 끼, 우리 집 별식, 김치·장아찌·피클 등 일상요리가 다 들어 있다. 반찬 만들기 기본 테크닉 등도 자세히 소개되어 있다.
한복선 지음 | 280쪽 | 210×265mm | 13,000원

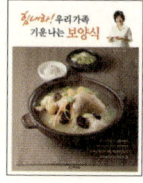

힘내라 우리 가족
기운나는 보양식
집에서 간편하고 알뜰하게 즐길 수 있는 보양식 레시피를 소개한다. 원기회복에 좋은 대표 보양식, 영양 가득한 토속음식, 성인병을 예방하는 저염·저칼로리 건강음식, 몸에 좋은 약선 죽·차·후식까지 다양한 레시피로 가득하다.
한복선 지음 | 184쪽 | 210×265mm | 13,000원

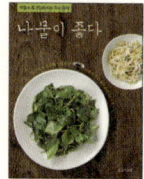

먹을수록 건강해지는 우리 음식
나물이 좋다
기본 나물부터 향토 나물까지 다양한 나물 레시피 78가지를 담았다. 생채와 겉절이, 살짝 데쳐 무치는 무침나물, 양념해 볶는 볶음나물, 나물로 만드는 별미요리 등이 있다. 사계절 제철 나물과 고르기, 손질 요령 등도 정리했다.
리스컴 편집부 | 136쪽 | 210×265mm | 9,800원

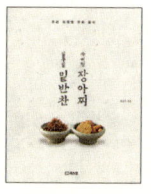

우리 식탁엔 우리 음식
일주일 밑반찬 사계절 장아찌
주부들의 반찬 고민을 덜어주는 밑반찬 요리책. 장조림, 마른반찬, 깻잎장아찌 등 대표 밑반찬과 슬로푸드 장아찌, 새콤달콤한 피클, 입맛 살리는 젓갈 75가지가 담겨 있다. 만들기 쉽고, 전통의 맛을 살린 레시피가 가득하다.
최승주 지음 | 144쪽 | 210×265mm | 9,800원

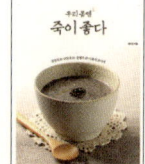

내 몸에 약이 되는 우리 음식
우리 몸엔 죽이 좋다
맛있고 몸에 좋은 건강죽을 담은 책. 우리 음식의 대가 한복선 요리연구가가 오랜 노하우를 담아 전통 죽은 물론, 현대인에게 필요한 영양죽, 약재를 넣어 건강을 되찾아주는 약죽 등을 소개한다.
한복선 지음 | 152쪽 | 210×265mm | 12,000원

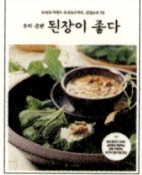

토속음식에서 퓨전요리까지, 된장요리 73
우리 몸엔 된장이 좋다
항암 효과가 뛰어나고 성인병 예방에도 좋은 된장요리책. 국·찌개, 밥반찬, 별미요리, 일품요리, 나토요리 등 현대인의 입맛에 잘 맞는 된장요리 73가지를 담았다. 된장의 효능, 집에서 된장 담그기와 시판 된장 고르기, 여러 가지 된장소스, 된장요리 전문점도 소개한다.
최승주 지음 | 192쪽 | 190×260mm | 13,000원

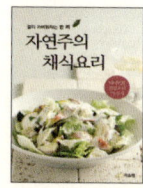

몸이 가벼워지는 한 끼
자연주의 채식요리
맛과 영양은 기본이고 간편하게 만들 수 있는 채식요리를 자세히 소개했다. 다이어트 샐러드, 채식 초대요리, 채식 간식 & 도시락, 채식 빵 & 쿠키 등 75가지 레시피를 담았다. 맛과 멋을 더하는 재료 & 소스, 채식 재료 전문매장 등의 정보도 가득하다.
이양지 외 지음 | 160쪽 | 180×260mm | 9,800원

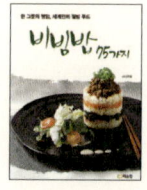

한 그릇의 영양, 세계인의 웰빙 푸드
비빔밥 75가지
한식 세계화의 대표 주자인 비빔밥과 간편한 일품요리 덮밥 75가지를 담았다. 간단하고 빠르게 차릴 수 있는 비빔밥부터 정성을 들여 만든 특별한 비빔밥까지 누구나 쉽게 준비할 수 있도록 돕는다.
전지영 지음 | 192쪽 | 210×275mm | 12,000원

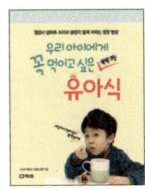

영양사 엄마와 소아과 원장이 함께 차리는 영양 밥상
우리 아이에게 꼭 먹이고 싶은 유아식
영양사 출신의 엄마와 소아과 원장이 함께 소중한 우리 아이를 위한 맛깔 나는 영양 만점 유아식을 완성했다. 아이의 건강을 위해 꼭 필요한 반찬부터 생일상 차리기까지 완벽한 유아식 레시피 120가지를 골고루 담았다.
박효선 서정호 지음 |256쪽| 190×230mm | 13,000원

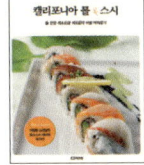

롤 전문 레스토랑 셰프들의 비법 따라잡기
캘리포니아 롤 & 스시
기본 롤부터 스페셜 롤, 전문점의 롤과 스시까지 다양한 레시피 56가지를 담았다. 최고 셰프들의 요리 비법을 통해 기본부터 응용까지, 롤과 스시에 대한 모든 것을 배울 수 있다. 고급 일식 레스토랑의 맛과 스타일을 가정에서 즐길 수 있다.
리스컴 편집부 | 152쪽 | 190×245mm | 12,000원

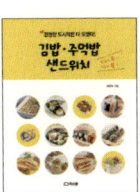

간편한 도시락은 다 모였다!
김밥·주먹밥·샌드위치
만들기 쉽고, 먹기 편한 도시락 메뉴 78가지를 소개한 책. 김밥, 주먹밥, 초밥, 캘리포니아 롤, 샌드위치 등이 모두 들어 있다. 밥 짓기, 양념하기, 김밥 말기, 배춧잎 버무리기 등 기초 테크닉도 꼼꼼하게 알려준다.
최승주 지음 | 184쪽 | 190×245mm | 12,000원

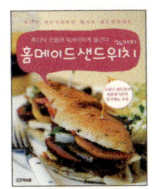

후다닥 만들어 럭셔리하게 즐긴다
홈메이드 샌드위치 74가지
초보자들도 쉽게 만들 수 있는 메뉴부터 전문점 못지않은 럭셔리한 종류까지 74가지의 다양한 샌드위치를 스피드 샌드위치, 럭셔리 샌드위치, 전문점 인기 샌드위치 등으로 나누어 소개한 책.
안영숙 지음 | 140쪽 | 190×260mm | 8,500원

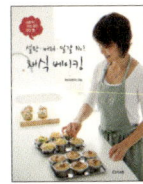

설탕·버터·달걀 No!
채식 베이킹
맛있고 아토피 걱정 없는 '안심' 베이킹 레시피 북. 한 끼 식사로 손색없는 파운드케이크와 먹기 좋은 크기의 머핀, 스콘, 쿠키, 오븐이 필요 없는 팬케이크와 크레이프 등 누구나 좋아하는 건강 빵과 과자가 가득하다.
후지이 메구미 지음 | 104쪽 | 210×256mm | 9,500원

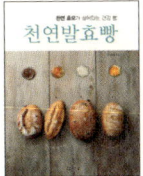

천연 효모가 살아있는 건강 빵
천연발효빵
맛있고 몸에 좋은 천연발효빵을 소개한 책. 단순한 홈베이킹의 수준을 넘어 건강한 빵을 찾는 웰빙족을 위해 과일, 채소, 곡물 등으로 만드는 천연 발효종 20가지와 천연 발효종으로 굽는 건강빵 레시피 62가지를 담았다.
고상진 지음 | 200쪽 | 210×275mm | 13,000원

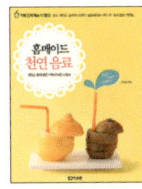

맛있고 몸에 좋은 카페 스타일 드링크
홈메이드 천연 음료
온 가족의 입맛을 사로잡을 최고의 홈메이드 음료 레시피를 담았다. 첨가물 걱정 없는 진짜 100% 과일 채소 주스와 과일이 듬뿍 들어간 스무디, 패밀리레스토랑보다 맛있는 에이드 등 107가지 음료를 만날 수 있다.
이지은 지음 | 136쪽 | 190×245mm | 9,800원

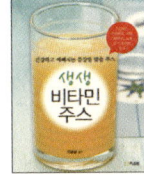

건강하고 예뻐지는 증상별 맞춤 주스
생생 비타민 주스
건강주스 152가지를 내 몸을 살리는 건강 주스, 사랑하는 남편을 위한 활력충전 주스, 여성을 위한 미용 주스, 내 아이를 위한 영양만점 주스 등으로 나누어 소개한 책. 각종 증상을 개선시키는 생주스 만드는 법도 담겨 있다.
김경미 지음 | 이승남 감수 | 152쪽 | 190×245mm | 9,800원

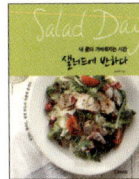

내 몸이 가벼워지는 시간
샐러드에 반하다
한 끼 샐러드, 도시락 샐러드, 저칼로리 샐러드, 곁들이 샐러드 등 쉽고 맛있는 샐러드 레시피 56가지를 한 권에 담았다. 다양한 맛의 45가지 드레싱과 각 샐러드의 칼로리, 건강한 샐러드를 위한 정보도 함께 들어 있어 다이어트에도 도움이 된다.
장연정 지음 | 168쪽 | 210×256mm | 12,000원

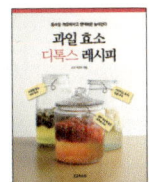

몸속은 깨끗해지고 면역력은 높아진다
과일 효소 디톡스 레시피
만들기 쉽고 쓰임새 많은 과일 효소 14가지와 효소를 이용한 요리를 소개한다. 음료, 샐러드, 반찬, 피클, 밥·국수, 디저트 등 간단하고 맛있는 효소 요리와 남은 과육으로 만든 색다른 요리도 함께 넣어 효소를 맛있고 다양하게 즐길 수 있다.
쇼지 이즈미 지음 | 120쪽 | 190×245mm | 11,200원

| 리스컴이 펴낸 책들 |

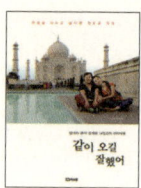

엄마와 딸이 함께한 14일간의 인도여행
같이 오길 잘했어
엄마와 딸이 함께한 14일간의 인도 배낭여행 이야기. 모녀는 인도의 낯선 문화 속에서 고군분투하지만, 그렇기에 서로를 더 깊이 들여다보고 마음을 나누게 된다. 그들의 솔직한 이야기가 재미와 감동을 준다. 또한 인도 여행에 필요한 정보도 알려준다.
유승혜 지음 | 304쪽 | 146×205mm | 13,800원

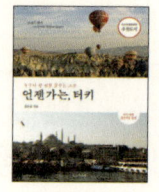

누구나 한 번쯤 꿈꾸는 그곳
언젠가는, 터키
터키 여행 에세이 겸 가이드북. 신비로움을 간직한 도시 이스탄불, 웅장한 자연경관에 놀라게 되는 파묵칼레와 카파도키아, 여유로움을 만끽할 수 있는 지중해…. 터키 여행의 모든 것을 한 권에 담았다.
장은정 지음 | 264쪽 | 146×205mm | 13,000원

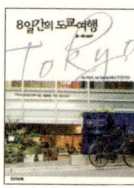

so hot, so beautiful TOKYO
8일간의 도쿄 여행
도쿄의 핫스팟을 가구라자카, 지유가오카, 다이칸야마 등 8개의 지역으로 나누어 하루에 한 지역씩 돌아보는 형식으로 소개한 책. 네이버에 오픈캐스트를 제공하는 파워 블로거이자 '도쿄라이프' 카페 운영자이기도 한 저자 남은주가 엮었다.
남은주 지음 | 222쪽 | 150×205mm | 12,000원

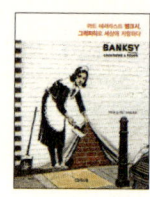

BANKSY Locations&Tour
아트 테러리스트 뱅크시, 그래피티로 세상에 저항하다
전설적인 게릴라 아티스트인 뱅크시의 그래피티 사진집. 이 책은 3개의 런던 가이드 투어로 구성되어 있다. 100여 장의 사진 속에는 현대 자본주의와 감시당하는 사회에 대한 저항 정신이 살아 숨쉰다.
마틴 불 지음 | 180쪽 | 165×210mm | 12,000원

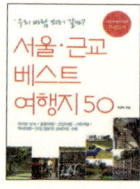

우리 바람 쐬러 갈까?
서울·근교 베스트 여행지 50
서울과 수도권에서 쉽게 찾아 갈 수 있는, 가깝고 재미난 나들이 장소들을 모았다. 데이트 코스, 힐링 코스, 가족여행 코스, 건강 코스, 유적 코스로 구분해 보기 편하고 맛집 정보와 상세한 지도까지 수록해 알차다.
편경애 지음 | 264쪽 | 148×210mm | 13,000원

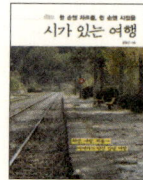

한 손엔 차표를, 한 손엔 시집을
시가 있는 여행
현대인의 지친 마음을 달래줄 감성 여행 가이드북. 희망, 사랑, 가족, 시간, 치유, 주름 등 6개의 테마에 맞춰 감성 여행지 31곳을 소개하고, 여행지마다 고은, 이청준, 정채봉 등 국내 시인들의 시를 함께 수록했다.
윤용인 지음 | 292쪽 | 153×223mm | 13,000원

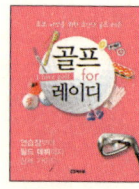

초보 여성을 위한 초간단 골프 레슨
골프 for 레이디
골프채 잡는 법부터 필드 데뷔까지 자세히 알려주는 골프 교과서. 일상 동작을 응용해 쉽게 배우는 스윙동작, 기본 준비 자세 익히기, 단계별 스윙법 등 골프를 처음 시작하는 사람이라도 금세 이해하고 배울 수 있도록 구성했다.
요시무라 후미에 지음 | 132쪽 | 210×275mm | 12,000원

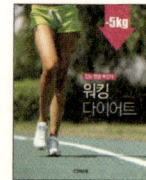

걷는 만큼 빠진다
워킹 다이어트
슈퍼모델이자 퍼스널 트레이너인 김사라가 제안하는 걷기 다이어트 프로그램. 준비부터 기본자세, 운동 전후의 관리 등 걷기 다이어트의 모든 것을 알려준다. 전국의 걷기 좋은 곳도 소개되어 있다.
김사라 지음 | 136쪽 | 182×235mm | 12,000원

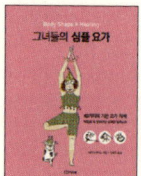

Body Shape & Healing
그녀들의 심플 요가
몸매도 가꾸고 정신적, 신체적 증상도 치유하는 요가 자세를 알려주는 책. 탄력 있는 몸매, 스트레스 해소, 건강, 치유, 해독, 심리 안정 등에 효과 있는 48가지 자세를 소개한다. 심플한 구성과 정확하고 상세한 그림 설명이 특징이다.
에이미 루이스 지음 | 136쪽 | 170×220mm | 12,000원

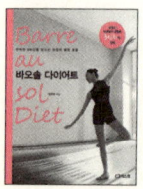

완벽한 S라인을 만드는 마법의 발레 운동
바오솔 다이어트
바오솔은 집에서 쉽게 하는 다이어트 발레 운동으로 동작들이 쉽고 단순하면서도 효과는 뛰어나 바쁜 현대 여성들에게 안성맞춤이다. 살을 빼는 것은 물론 몸매를 다듬어 완벽한 S라인을 만드는 것이 특징이다.
오영주 지음 | 144쪽 | 182×235mm | 12,000원

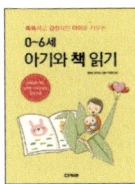

똑똑하고 감성적인 아이로 키우는
0~6세 아기와 책 읽기

태아 때부터 영유아기까지 아이의 나이와 상황에 맞는 책 읽기와 이야기 만들기, 아이와 교감하며 책 읽는 기술 등을 알려준다. 독서지도 전문가가 추천하는 책들을 물론, 내 아이를 주인공으로 하는 맞춤 이야기들도 소개되어 있다.

앨리슨 데이비스 지음 | 112쪽 | 190×260mm | 10,000원

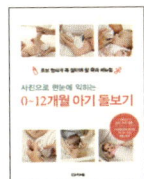

초보 엄마가 꼭 알아야 할 육아 매뉴얼
사진으로 한눈에 익히는
0~12개월 아기 돌보기

초보 엄마 아빠에게 꼭 필요한 육아 가이드북. 출생 후 12개월까지 안아주기, 수유하기, 기저귀 갈기, 달래기, 목욕시키기 등 아이 돌보기의 모든 것이 풍부한 사진과 함께 상세히 설명되어 있어 쉽게 따라 할 수 있다.

프랜시스 윌리엄스 지음 | 112쪽 | 190×260mm | 10,000원

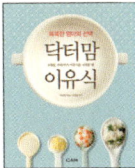

똑똑한 엄마의 선택
닥터맘 이유식

생후 4개월부터 36개월까지 단계별로 꼭 필요한 영양을 담은 건강 이유식 레시피. 미음부터 죽, 진밥, 덮밥, 국수, 샐러드, 국, 반찬 등 다양한 이유식과 유아식을 담았다. 차근히 따라 하면 건강하고 튼튼하게 키울 수 있다.

닥터맘 지음 | 216쪽 | 190×230mm | 13,000원

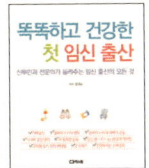

산부인과 의사가 들려주는 임신 출산의 모든 것
똑똑하고 건강한 첫 임신 출산

임신 전 계획부터 산후조리까지 현대를 살아가는 임신부를 위한 똑똑한 임신 출산 교과서. 20년 산부인과 전문의가 인터넷 상담, 방송 출연 등을 통해 알게 된 임신부들이 가장 궁금해 하는 것과 꼭 알아야 할 것들을 알려준다.

김건오 지음 | 304쪽 | 190×230mm | 15,000원

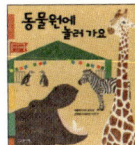

4~8세 동물 그림책
동물원에 놀러가요

코끼리, 사자, 기린, 펭귄 등 아이들이 좋아하는 온갖 동물들을 만날 수 있다. 온화하고 섬세한 그림은 친근하면서도 동물들의 특징을 정확히 알려준다. 또한 동물들의 습성을 아이들 눈높이에 맞춰 재미있게 표현해 흥미를 돋우고 머릿속에도 쏙쏙 들어온다.

아베 고우시 지음 | 40쪽 | 225×245mm | 10,000원

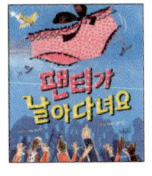

4~8세 어린이 동화책
팬티가 날아다녀요

좌충우돌 재미나는 모험과 유쾌하고 엉뚱한 그림이 가득한 이야기. 패티 아줌마의 팬티가 그만 바람에 어디론가 날아가버린다. 패티 아줌마의 팬티는 힘차고 특별한 모험을 떠나게 되는데…. 팬티는 다시 집으로 돌아올 수 있을까?

카라 르비바 지음 | 40쪽 | 225×271mm | 10,000원

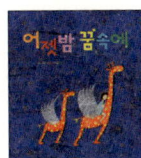

4~8세 어린이 동화책
어젯밤 꿈속에

때로는 무섭고, 때로는 재미있고, 하늘을 날거나 물속에서 숨을 쉬는 등 뭐든지 할 수 있는 꿈나라 이야기. 사각의 그림을 보는 듯한 풍부한 색감과 신비감 넘치는 표현, 콜라주 등 다양한 기법을 사용한 그림이 아이의 창의력을 키워준다.

시린 에이들 지음 | 32쪽 | 214×270mm | 10,000원

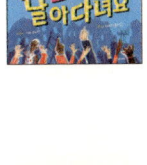

4~8세 어린이 동화책
다 내꺼야

자기 물건에 대한 아이의 욕심을 재치 있게 일깨워주는 이야기. 데이지는 온갖 잡동사니들을 방 안에 쌓아두고는 방이 좁다며 투덜거린다. 하지만 엄마는 오히려 창고에 있던 물건들까지 꺼내온다. 데이지는 소원대로 넓은 방을 가질 수 있을까?

데비 월드먼·리타 퓨틀 지음 | 40쪽 | 225×273mm | 10,000원

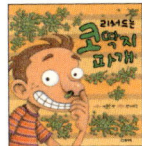

4~8세 어린이 동화책
리처드는 코딱지파개

재미있는 소재와 상상력 넘치는 이야기가 흥미진진하다. 코딱지파개 리처드는 친구들의 놀림을 받으면서도 늘 끈적끈적한 코딱지를 가지고 논다. 어느 날 코딱지를 파다가 온몸이 코 속으로 빨려 들어가버린 리처드. 리처드는 어떻게 될까?

캐럴라인 벡 지음 | 40쪽 | 225×248mm | 10,000원

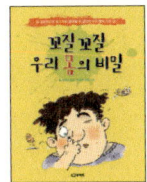

늘 궁금했지만 부끄러워 물어볼 수 없었던 우리 몸의 모든 것!
꼬질꼬질 우리 몸의 비밀

여드름은 왜 생길까? 내가 먹은 음식이 어떻게 똥이 될까? 이 책은 우리 몸에 관한 모든 궁금증들을 재미있고 유쾌하게 설명하고 있다. 우리 몸을 지키기 위한 건강상식과 올바른 습관도 알려주며 잘못 알려진 속설도 바로잡아준다.

폴 메이슨 지음 | 60쪽 | 193×260mm | 8,800원

암 이후의 삶

지은이 | 이준남

기획 | 정해용
편집 | 김연주 조유진 양한주 **디자인** | 김지혜 유아람
마케팅 | 이기은 최희진 박찬호 **경영관리** | 이은아

출력·인쇄 | (주)조광프린팅

1쇄 발행 | 2014년 6월 16일 **2쇄 발행** | 2014년 7월 21일

발행인 | 이진희 **발행처** | 리스컴

주소 | 서울시 강남구 언주로134길 11-5
전화번호 | 02-540-5192~5193 FAX | 02-540-5194
등록번호 | 제2-3348
홈페이지 | www.leescom.com
블로그 | blog.naver.com/leescomm

Copyright © 이준남
이 책은 저작권의 보호를 받는 출판물입니다.
이 책에 실린 사진과 글의 무단 전재와 무단 복제를 금합니다.
잘못된 책은 바꾸어 드립니다.

ISBN 979-11-5616-017-5 13510
값 13,000원